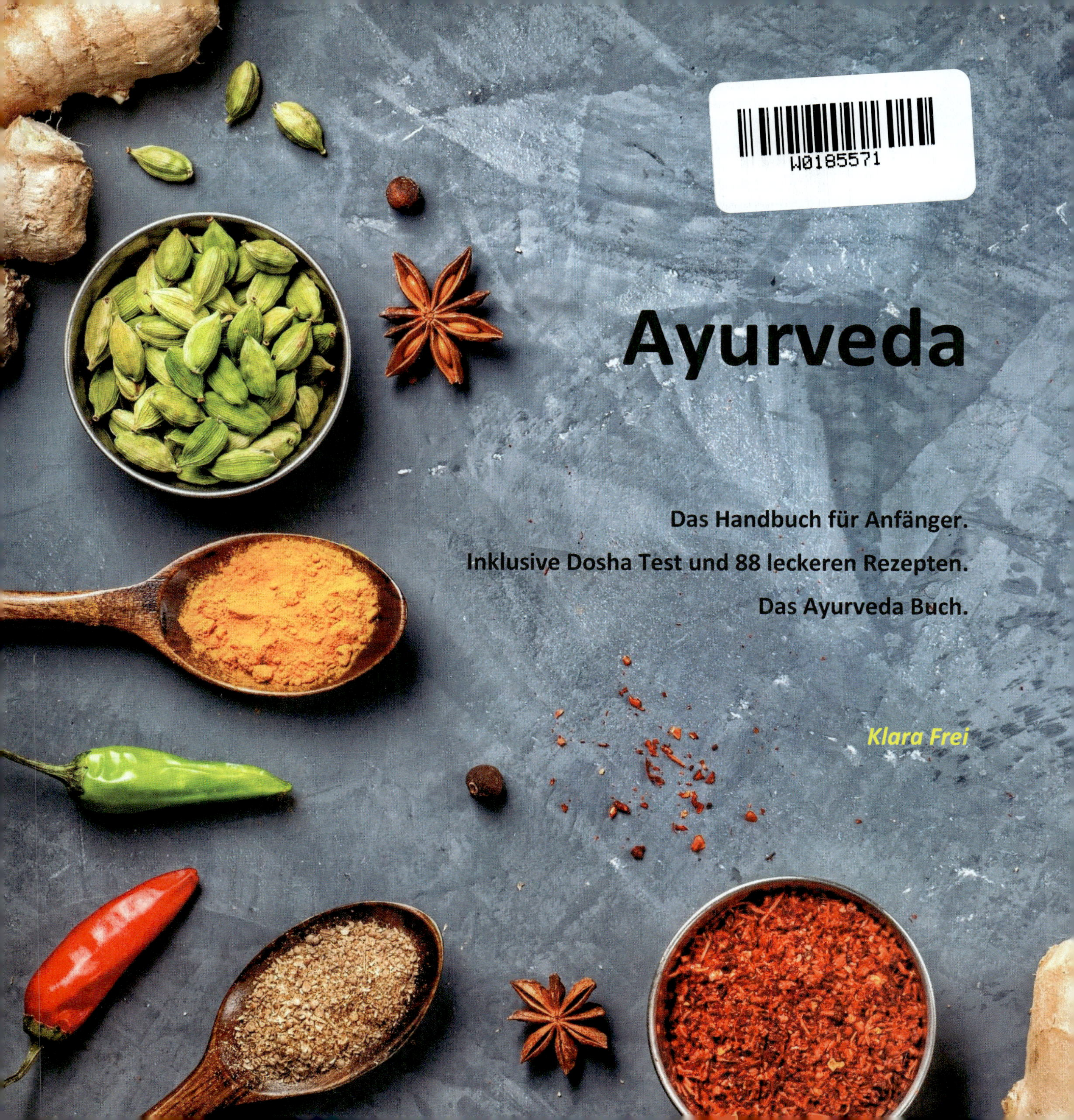

Ayurveda

Das Handbuch für Anfänger.

Inklusive Dosha Test und 88 leckeren Rezepten.

Das Ayurveda Buch.

Klara Frei

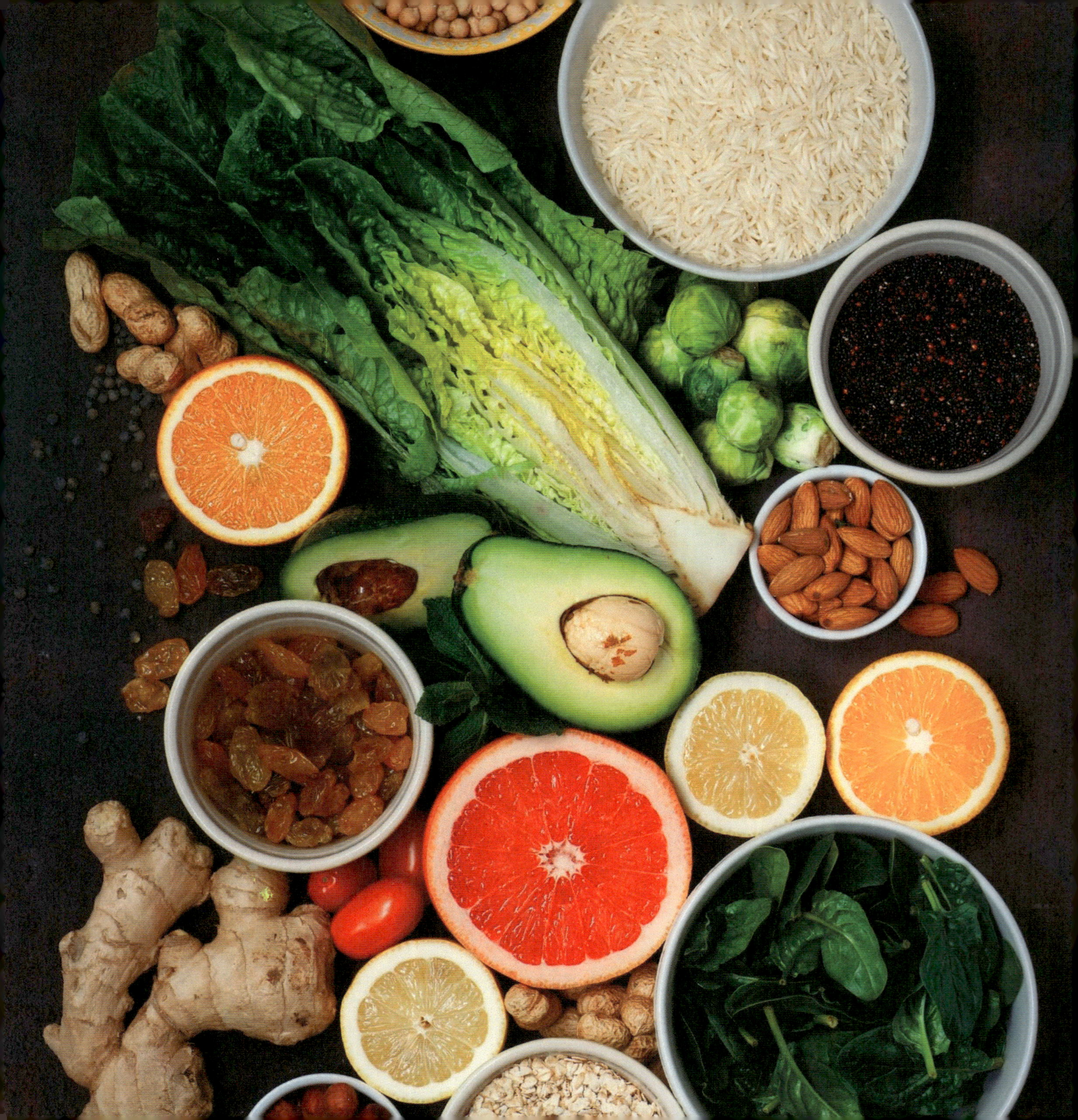

Inhalt

Einleitung

Ayurveda, die Jahrtausende alte, indische Heilkunst ist so aktuell wie noch nie. Dabei wissen die wenigsten, dass es sich bei dieser Form der Heilkunst nicht nur um einen Begriff aus dem Spa-Bereich handelt. Viele kennen lediglich Wellnessbehandlungen oder Pflegeprodukte, welche den Namen Ayurveda tragen. Hinter dieser Heilmethode verbirgt sich allerdings noch einiges mehr.

Ayurveda soll dabei helfen, sein Gleichgewicht wieder zu finden. In einer Zeit, in der alles schneller, besser und am besten rund um die Uhr geschehen muss, ist es schwierig, auf seine Gesundheit zu achten. Genau dort setzt Ayurveda an.

Um was genau es sich nun tatsächlich bei Ayurveda handelt, wie es der Gesundheit helfen kann, was Doshas sind und woran man erkennt, welcher Dosha-Typ man eigentlich ist, welche Gewürze in der ayurvedischen Küche eine wesentliche Rolle spielen, wie man seinen Körper mit Hilfe von Ayurveda entgiften- und ob man sogar mit der ayurvedischen Küche abnehmen kann, dies alles und noch einiges mehr, wird in diesem Ratgeber geklärt. Den Abschluss bilden eine Reihe von Rezepten für jeden Tag und jede Tageszeit.

Viel Spaß beim Lesen und ausprobieren!

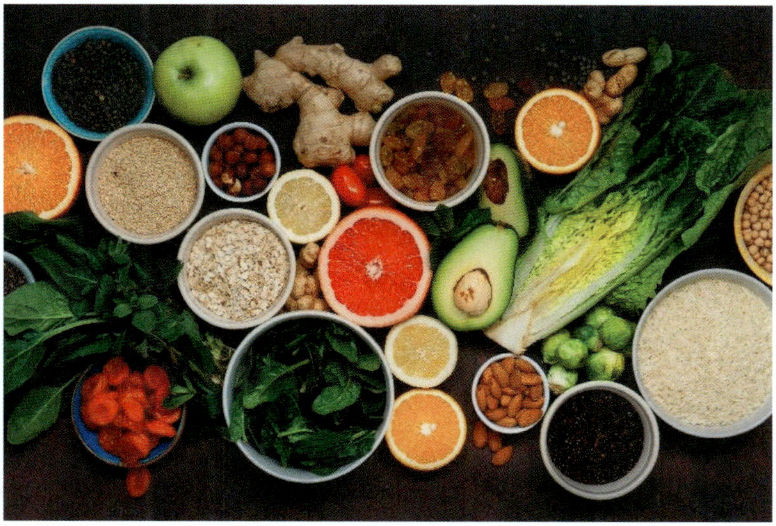

Was ist Ayurveda eigentlich?

Ayurveda ist eine altindische Heilkunst, eigentlich eine der ältesten bekannten Heilkünste der Welt, die neben den Heilmethoden auch Heilmittel beschreibt. Dabei stammt der Begriff selbst aus dem Sanskrit, einer altindischen Gelehrtensprache, die noch heute in Indien seine Verwendung findet. Ayurveda setzt sich zusammen aus „Ayur", was „Leben, tägliches Leben" bedeutet und „Veda", was „Wissen" bedeutet. Zusammengesetzt ist Ayurveda also „Wissen vom Leben". Ayurveda wurde bereits vor fast 3500 Jahren schriftlich festgehalten, dabei ist diese Kunst weitaus älter.

Die sogenannten Rishis, die Weisen Indiens, sollen bereits vor ungefähr 5000 Jahren den Grundstein für Ayurveda gelegt haben. Rishis waren Weise, besser gesagt Meister, die dazu imstande waren, tiefe Lebensgrundsätze zu erkennen und vieles, vor allem sensibles wahrzunehmen. Sie meditierten gemeinsam, mit dem Ziel, künftigen Generationen wahre Lebensqualität näherzubringen. Sie sollten ein Leben erhalten, dass aus Gesundheit, Sinnesgenuss, wirtschaftlichem Erfolg und Spiritualität besteht.

Seit der Entstehung vor knapp 5000 Jahren ist Ayurveda eines der bestwirkendsten Anwendungen der Medizin und wurde dabei stetig weiterentwickelt. Auch Ärzte wie Hippokrates griffen auf Erkenntnisse aus dem Ayurveda zurück. Dabei ist mit der Medizin nicht ausschließlich die Behandlung von bestehenden Krankheiten gemeint, sondern auch- und vor allem die Vorbeugung dieser. Dabei ist Ayurveda eine Medizin, die zudem alltagstauglich und von jedem umsetzbar ist. Durch sie erlangt man Lebensfreude und Vitalität.

Ayurveda sieht den Menschen als Ganzes, als eine Einheit von Körper, Seele, Geist, Umwelt und Verhalten. Nicht wie die Schulmedizin als ein Wesen, bestehend aus Knochen, Nerven und Blut. Allerdings besinnen sich immer mehr Schulmediziner auf die Selbstheilungskräfte der Natur. Durch verschiedene Konzepte und Verfahren soll dem Menschen ein langes und vor allem gesundes Leben zuteilwerden. Dabei werden nicht nur die positiven, sondern auch die negativen Auswirkungen beachtet, die im Leben eine Rolle spielen und sich negativ auf die Gesundheit und das Wohlbefinden auswirken.

Zunächst wurde das Wissen über Ayurveda Jahrtausende lang lediglich mündlich von Lehrern an ihre Schüler übermittelt. Während der Hochzeit des Ayurvedas, ca. vom 7. Jahrhundert v. Chr. bis ca. 1000 n. Chr., wurde allerdings damit begonnen, die Lehre des Ayurvedas auch zu verschriftlichen. Das älteste und auch bedeutendste Werk der ayurvedischen Literatur, stammt vom ayurvedischen Arzt Maharishi Charaka. Im Mittelpunkt seines Werkes stehen die Tri-Dosha, die drei Grundprinzipien des Lebens.

Doshas – was bedeuten sie?

Beschäftigt man sich mit dem Thema Ayurveda, wird man irgendwann auf den Begriff „Dosha“ und die Frage stoßen, welcher Dosha-Typ man ist.

Der Begriff Dosha, stammt genauso wie Ayurveda, aus dem Sanskrit und bedeutet so viel wie „Energie“.

Die Lehre des Ayurveda geht von Anbeginn davon aus, dass die Erde aus fünf Elementen besteht:

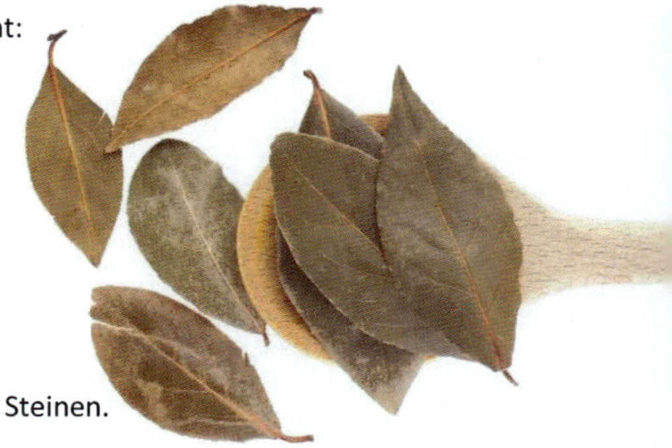

- dem Äther oder auch Raum
- dem Feuer
- dem Wasser
- der Luft
- der Erde

Diese Elemente bestimmen einfach alles. Das Wesen von Menschen, Tieren, Pflanzen und auch Steinen.

Der Mensch selbst, vereint ebenfalls alle fünf Elemente in sich. Zu finden sind sie unter anderem in den fünf Sinnen:

- hören (Raum)
- sehen (Feuer)
- schmecken (Wasser)
- fühlen (Luft)
- riechen (Erde)

Bei seiner Geburt sind die fünf Sinne eines jeden Menschen anders ausgeprägt. Der eine stärker, der andere schwächer. Ayurveda geht deshalb von einer großen Individualität eines jeden Menschen aus. Jeder einzelne Mensch hat andere körperliche Stärken und Schwächen.

In der Lehre des Ayurveda kennt man drei Doshas, also Lebensenergien, die ebenfalls - allerdings unterschiedlich - zusammengesetzt, aus den fünf Elementen bestehen. Diese drei Doshas sind der Kern des Ayurvedas. Sie heißen Vata, Pitta und Kapha.

Die Dosha Typen

Wie bereits erwähnt gibt es drei Dosha Typen, die das Ayurveda kennt und die sich unterschiedlich aus den fünf Elementen zusammensetzen.

Vata

Vata, übersetzt „Wind“, reguliert in unserem Körper sämtliche Aktivitäten und Bewegungen, auch die unbewussten, wie die Zirkulation des Blutes oder den Herzschlag. Dabei besteht es aus den Elementen Raum und Luft. Dieses Dosha gilt als Lebensenergie und ist für die Bewegung, die Atmung und das Nervensystem verantwortlich.

Befindet sich Vata im Gleichgewicht, so sorgt es dafür, dass wir flexibel, leicht und kreativ sind. Ist es allerdings nicht im Gleichgewicht, also im Ungleichgewicht, so können Blähungen, Nervosität und Schlaflosigkeit die Folge sein. Man fühlt sich rastlos, zweifelt und grübelt viel.

Pitta

Pitta, übersetzt „Galle“, reguliert in unserem Körper alle biochemischen Prozesse und ist für die Verdauung und den Stoffwechsel verantwortlich. Dieses Dosha besteht aus den Elementen Wasser und Feuer und gilt als „Erwärmung“.

Befindet sich Pitta im Gleichgewicht, ist man aufnahmebereit, lernfähig und verständnisvoll. Ist es allerdings im Ungleichgewicht, kann es zu Verdauungsproblemen, Entzündungen, Ungeduld und sogar Wut kommen.

Kapha

Kapha, übersetzt „Schleim“ verleiht dem Körper Ausdauer und Stabilität. Dabei gilt es als formende Energie. Dieses Dosha ist für die Stabilität und Gelenkigkeit sowie dem Aufbau der Köperstrukturen verantwortlich. Es stärkt die Zellen und das Gewebe.

Befindet sich Kapha im Gleichgewicht, sorgt es dafür, dass wir in uns ruhen und in Liebe sind. Ist es allerdings im Ungleichgewicht, kann es Fettleibigkeit, Erkältungen oder Gier hervorrufen. Man fühlt sich antriebslos und müde.

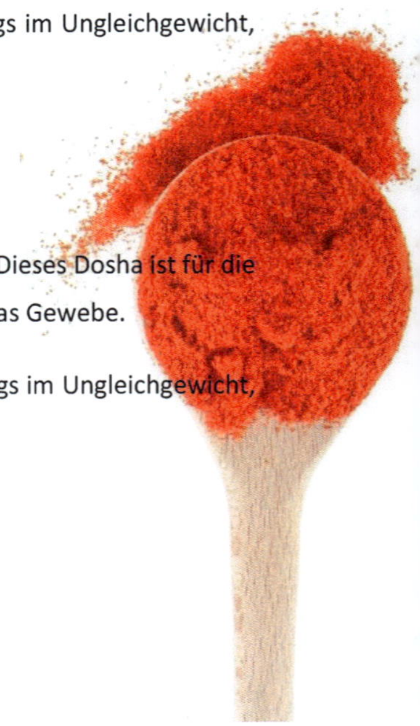

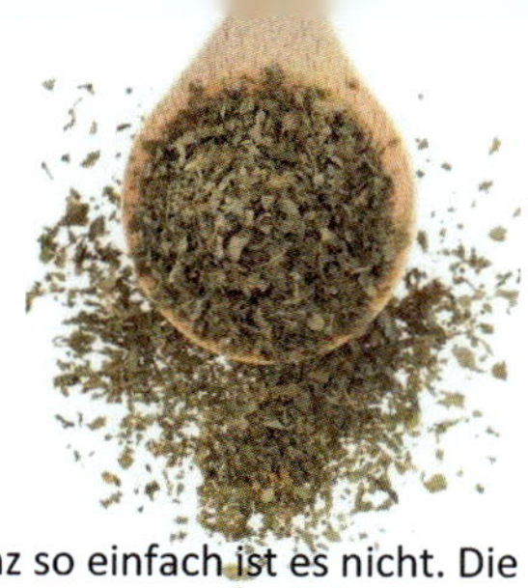

Welcher Dosha Typ bin ich?

Wer nun glaubt, ein einfacher Test genügt und man weiß, welcher Dosha Typ man ist, der irrt. Denn ganz so einfach ist es nicht. Die Lehre des Ayurveda baut darauf auf, dass jeder Mensch Eigenschaften von mindestens zwei Doshas oder aber auch aller drei Doshas in sich trägt. Dabei ist ein Dosha meist dominanter als die anderen. Die meisten Menschen sind demzufolge Mischtypen.

So gibt es unter anderem die Mischtypen Vata-Kapha, Pitta-Vata oder Kapha-Vata-Pitta. Diese Liste lässt sich noch um einige Mischtypen mehr erweitern.

Befinden sich die in uns bestehenden Doshas im Gleichgewicht, dann fühlen wir uns wohl. Ist dies allerdings nicht der Fall, sind Krankheiten und gesundheitliche Beschwerden die Folge.

Wird man von einem Ayurveda-Arzt behandelt, so muss dieser zunächst einmal feststellen, welcher Dosha-Typ oder besser, welcher Dosha-Mischtyp man ist. Hierzu bestimmt er als erstes, welcher Typ man bei seiner Geburt war und wie weit man sich von diesem Typ im Laufe seines Lebens entfernt hat. Welcher Typ also derzeit vorherrscht.

Wenn feststeht, welcher Typ man ist, wird der Arzt die Behandlung aufgrund seiner Erkenntnisse starten. So kann es dazu kommen, dass ein Kapha-Typ für ein und dieselbe Krankheit ganz andere Medikamente erhält als ein Pitta-Vata-Typ.

Ama – oder die Ursache von Krankheiten

Sind die Doshas nicht mehr im Gleichgewicht, so bilden sich Ama dadurch, dass sich die Doshas an ihren Hauptorten sammeln. Unter Ama versteht man „unverdaut“ oder auch „unreif“. Unter diesem Begriff werden Stoffwechselschlacken genannt, die aus Nahrungsbestandteilen bestehen. So nimmt Ama bei einem Überschuss an Kapha die Form von Schleim an, welcher sich dann in der Lunge oder im Magen ansammelt und sich im ganzen Körper verteilen. Ist Pitta aus dem Gleichgewicht geraten, sammelt sich in Leber und Dickdarm Säure an und verursacht so übliche Pitta Krankheiten. Befindet sich Vata im Ungleichgewicht, werden im Dickdarm Gase gebildet und Störungen hervorgerufen.

Agni – das Feuer der Verdauung

Agni wird auch das biologische Feuer bezeichnet, welches den Stoffwechsel regelt. Sind die Doshas aus dem Gleichgewicht geraten, führt dies in aller Regel dazu, dass sich Agni verschlechtert. Dass das Agni richtig funktioniert ist unter anderem entscheidend für die Lebensdauer, die Gesundheit, die Stärke, die Ausstrahlung, die Immunität, die Energie, die Körperfülle, die Begeisterungsfähigkeit, den Glanz, den Wärmeprozess und den vitalen Atem. Erlischt dieses Feuer, stirbt man. Erfüllt es allerdings seine Aufgaben, hat man ein langes Leben ohne Störungen vor sich. Ist es geschwächt, kann es zu Krankheiten kommen. Ein gesundes Agni ist dafür zuständig, die Nahrung in Körpersubstanzen umzuwandeln, Toxine und Schlacke aus dem Körper zu spülen und den Verdauungstrakt rein zu halten. Ist unser Agni gesund, sind wir schön, frisch, intelligent sowie schön von innen und außen.

Unverdaute Nahrung liegt uns genauso schwer im Magen wie ein traumatisches Erlebnis, ein Konflikt oder eine erfahrene Kränkung. Ist die Verdauung durch ein geschwächtes Agnis gestört, kommt es häufig zu Gärungs- oder Fäulnisprozessen im Darm. Hierdurch bilden sich Keime, Alkohole, im weiteren Verlauf Viren, Bakterien oder Pilze. Die Folgen sind unter anderem Lethargie, Appetitlosigkeit, Völlegefühl, Zungenbelag, Mundgeruch, Über- oder Untergewicht, Schwindel, mühevolles Erwachen, stumpfer Teint, Aufstoßen, Verstopfung oder Durchfall, sowie übelriechende Ausscheidungen. Durch eine gestörte Verdauung und somit einem gestörten Agni, wird das Immunsystem geschwächt und Erkältungen, Allergien, Arthritis oder andere Krankheiten können vermehrt auftreten. Auch Antriebslosigkeit, geringes Durchsetzungsvermögen oder mangelnde Kreativität können die Folge sein.

Aufgrund all dieser negativen Folgen, die durch ein gestörtes Agni entstehen können, ist es besonders wichtig, sein Verdauungsfeuer zu pflegen. Ayurveda empfiehlt daher, sich an einige Essensregeln zu halten. So vermindern oder löschen zum Beispiel kalte Getränke, die während einer Mahlzeit zu sich genommen werden, die Kraft der Verdauung.

Ebenfalls wird das Agni gestört durch:

- gefrorene, zu kalte oder gar zu alte Nahrung
- zu schwere, zu schwer verdauliche oder zu üppige Nahrung
- zu häufige Mahlzeiten
- zu wenige Mahlzeiten
- Fasten über einen längeren Zeitraum
- Ablenkungen beim Essen
- die Einnahme der Hauptmahlzeit am Abend
- zu eiweißreiche Nahrung am Abend
- kein Verzicht auf starke Genussmittel

Kleine Snacks zwischen den eigentlichen Mahlzeiten unterbrechen den Verdauungsprozess und die nicht verdaute Nahrung bleibt im Körper als Ama zurück. Zudem kann sich kein richtiger Rhythmus einstellen.

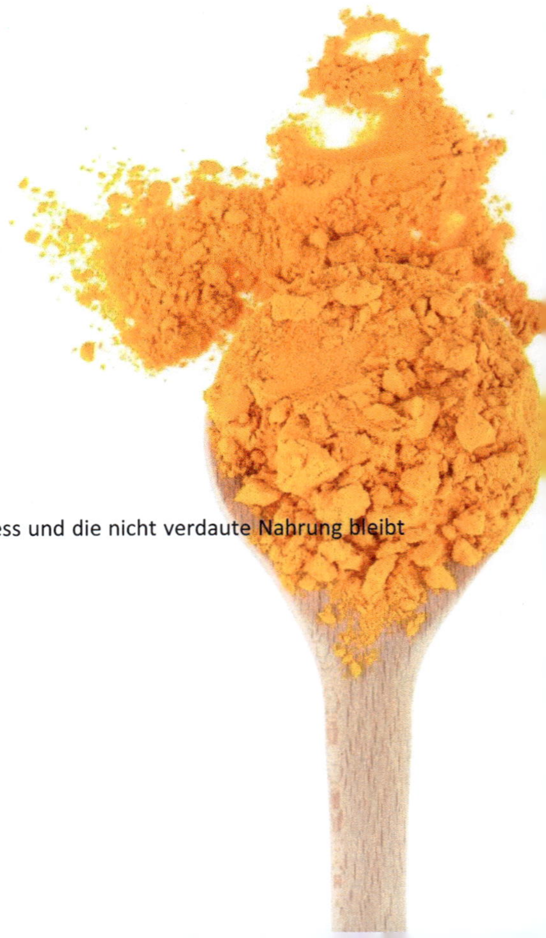

Der Test

Es wurde nun schon einiges über die verschiedenen Doshas und die Mischtypen erläutert, nun möchten Sie sicherlich nicht länger darauf warten zu erfahren, welcher Typ man eigentlich selbst ist. Mit einem einfachen Test, bei dem einige Fragen beantwortet werden müssen, lässt sich dies ganz leicht herausfinden. Die Fragen sollten spontan mit Ja oder Nein beantwortet werden. Für eine Antwort mit Ja, wird sich ein Punkt notiert. Am Ende folgt dann die Auswertung dadurch, dass man die aufgeschriebenen Punkte bei den jeweiligen Dosha Fragen addiert.

Los geht's!

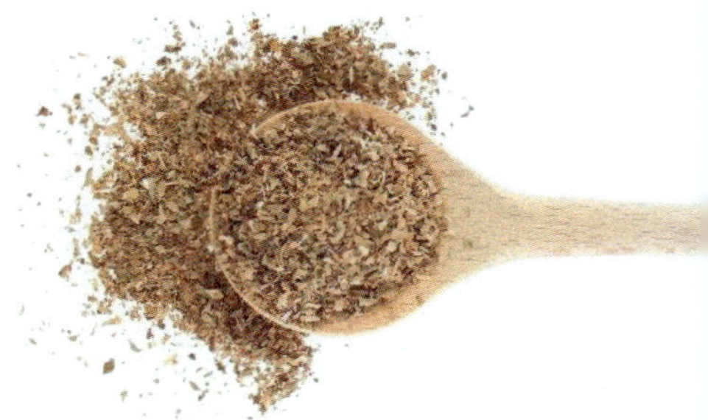

Fragen zum Ayurveda Typ Vata:

1. Ist der Körperbau schwach, dünn, klein, feingliedrig oder groß?
2. Ist das Gesicht eher klein, schmal, hager oder zerfurcht?
3. Ist die Haut oft trocken, glanzlos, rau und schuppig?
4. Sind die Haare trocken, dünn und ist die Kopfhaut häufig von Schuppen betroffen?
5. Sind die Hände klein, schmal, rissig, oft kalt? Sind die Gelenke hervorstehend und treten die Venen hervor?

Fragen zum Ayurveda Typ Pitta:

1. Ist der Körperbau von mittlerer Größe und athletisch?
2. Ist das Körpergewicht ideal und die Muskulatur gut?
3. Ist das Gesicht mittelgroß, eckig, hat scharfkantige Züge, rötlich?
4. Ist die Haut leicht zu erröten, rotwangig, hat sie Sommersprossen, ist weich, ölig, mit Neigung zu Hautunreinheiten?
5. Sind die Haare weich, fein, rötlich, frühzeitig ergraut?
6. Sind die Hände rosig, warm, weich, mittelgroß?

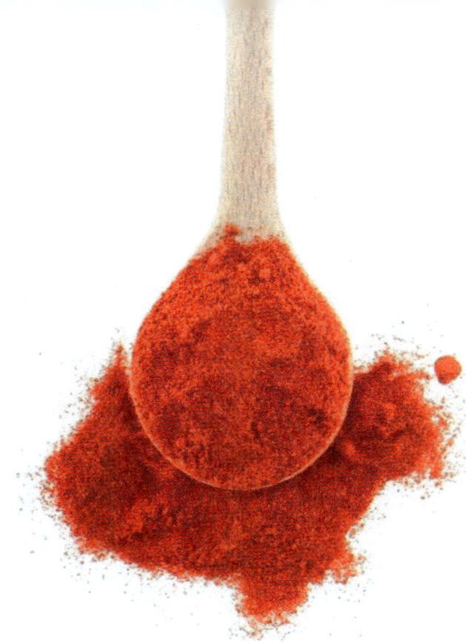

Fragen zum Ayurveda Typ Kapha:

1. Ist der Körperbau gut entwickelt, stämmig, eher großgliedrig?
2. Ist das Gewicht schwer, eher in Tendenz zur Fettleibigkeit?
3. Ist das Gesicht blass, eher rund mit weichen Zügen?
4. Ist die Haut relativ dick, robust mit Neigung zur Ansammlung von Wasser?
5. Sind die Haare reichlich, kräftig, schnell fettend?
6. Sind die Hände fest, kräftig, mit wenig Linien?

Nun folgen noch einige Fragen zu Beschwerden und Bedürfnissen:

Fragen zum Ayurveda Typ Vata:

1. Häufig nervös, ängstlich, überfordert, unorganisiert?
2. Ist die Haut trocken und sensibel?
3. Besteht Vergesslichkeit und schlechtes auswendig lernen?
4. Bestehen Stimmungs- und Energieschwankungen. Besteht häufig eine Leere und Erschöpfung?
5. Ist es schwer abends einzuschlafen und durchzuschlafen?
6. Ist die Verdauung häufig schlecht und bestehen häufig Blähungen?
7. Sind Hände und Füße häufig kalt?

Bestehen häufig folgende Beschwerden?

1. Blähungen oder Verstopfung?
2. Untergewicht, Zittern, Schwindel, Auszehrung, Zuckungen?
3. Schlaflosigkeit, Schlafstörungen?
4. Nervosität, Ängste, mentale Instabilität?
5. Schwäche des Immunsystems, Verlust der Körperkraft?
6. Tinnitus oder Ohrgeräusche?
7. Häufig Schmerzen, Steifigkeit, Krämpfe, Taubheit?
8. Lockerheit von Bändern, Muskeln, Gelenken oder Störungen des Bewegungsapparats?

Fragen zum Ayurveda Typ Pitta:

1. Häufig ungeduldig, gereizt, angespannt, ärgerlich?
2. Ist die Haut empfindlich, leicht gerötet und warm?
3. Ist der Kopf oft heiß und schwitzt leicht?
4. Ist das Wesen streitsüchtig, aufbrausend und stur?
5. Ist der Appetit gut und wird mit Ungeduld oder Ärger reagiert, wenn der Hunger kommt?
6. Perfektionistisch, sich selbst unter Leistungsdruck setzend?
7. Sind die Augen sehr empfindlich, brennen häufig oder sind sehgeschwächt?

Bestehen häufig folgende Beschwerden:

1. Hautkrankheiten, unreine Haut
2. Frühzeitiges Haarergrauen, Haarausfall
3. Exzessives Schwitzen, Fieber, erhöhte Temperatur
4. Durchfall, Verfärbung von Urin oder Stuhl in gelb, rot oder grün
5. Eiterung, Entzündung
6. Migräne, Kopfschmerzen
7. Sodbrennen, Aufstoßen, saurer Magen, Magenbeschwerden
8. Geschwächtes Sehvermögen

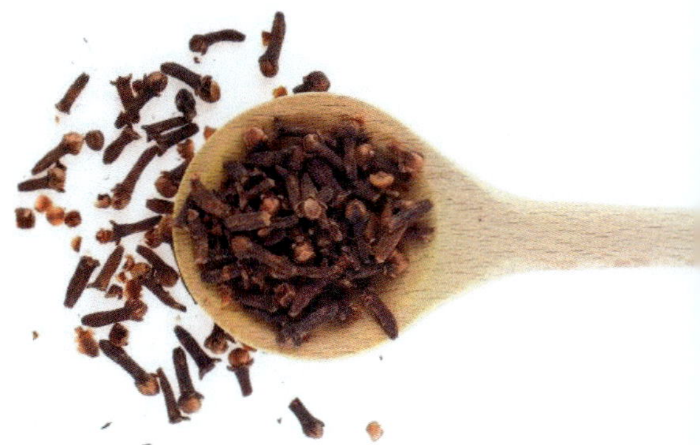

Fragen zum Ayurveda Typ Kapha:

1. Häufig müde, schwer und antriebslos?
2. Oft verschleimt oder erkältet?
3. Nicht sehr ehrgeizig, eher faul und nachlässig?
4. Sehr anhänglich, fällt es schwer sich von alten Dingen zu trennen?
5. Zu viel Essen und das unkontrolliert?
6. Vermeidung von körperlicher Bewegung oder Sport?

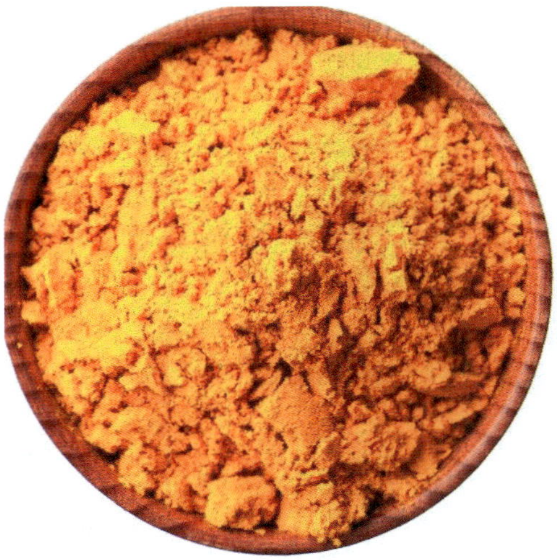

Bestehen häufig folgende Beschwerden:

1. Fettleibigkeit, Erhöhung des Körpergewichts, Schweregefühl
2. Ödeme, Wasseransammlungen
3. Appetitverlust, träge Verdauung
4. Diabetes
5. Übermäßige Schleimbildung in Bronchien oder Nebenhöhlen
6. Schläfrigkeit, exzessiver Schlaf
7. Stärkeverlust, Verlust der Wiederstandkraft
8. Tumorbildung

Die Auswertung

Nun haben Sie alle Fragen beantwortet und die Punkte können zusammengerechnet werden. Der Dosha-Typ mit der höchsten Punktzahl ist der dominierende. Die Beschreibung dieses Dosha-Typen passt daher am besten.

Es ist allerdings so, dass in jedem von uns ein bisschen von allen Typen steckt. So kann es dazu kommen, dass die Punktzahl bei mehreren Doshas fast gleich ist. Ist dies der Fall, sollten alle passenden Beschreibungen gelesen werden.

Der Vata Typ

Wie bereits erwähnt, ist Vata für jegliche Form der Bewegung im Körper verantwortlich. Daher sind die Eigenschaften des Dosha-Typ Vata auch Leichtigkeit, Trockenheit, Beweglichkeit, Feinheit, Rauheit, Nicht-Schleimigkeit und Kälte. All diese Eigenschaften werden hervorgerufen, wenn Vata im Einklang mit dem Körper ist.

Ist Vata allerdings im Ungleichgewicht, werden diese Eigenschaften im Übermaß produziert. Dies äußert sich darin, dass man unter Schlafstörungen, Nervosität, trockener Haut, Beschwerden des Bewegungsapparats und einem frühzeitigen Alterungsprozess leidet. Da Vata im Verdauungstrakt liegt, äußern sich Störungen ebenfalls häufig durch Verdauungsstörungen und zu viel Luft im Bauch.

Die Empfehlung

Für Vata Typen eignen sich zum Ausgleich des Ungleichgewichtes am besten warme Speisen, die auch befeuchten. Dies können zum Beispiel Suppen oder Eintöpfe sein. Diese gleichen die Neigung zu Trockenheit und Kälte aus. Speisen mit den Geschmacksrichtungen herb, bitter und scharf verstärken Vata. Reduziert wird Vata hingegen bei Speisen mit den Geschmacksrichtungen salzig, süß und sauer.

Es ist auch wichtig darauf zu achten, genügend Schlaf zu erhalten und oft zu entspannen. Auch eine Regelmäßigkeit von Schlaf und Entspannung ist enorm wichtig.
Vata-Typen reagieren sehr häufig empfindlich auf Stress und Überanstrengung.

Der Pitta Typ

Pitta ist für sämtliche Umwandlungsprozesse im Körper verantwortlich. Dabei sind seine Eigenschaften scharf, flüssig, sauer, beweglich, etwas ölig, scharf im Geschmack und penetrierend. Diese Eigenschaften rufen Pitta hervor, wenn es sich im Gleichgewicht befindet. Ist dieses Gleichgewicht allerdings gestört, sind sie im Übermaß vorhanden und Krankheiten können entstehen. So zum Beispiel Hauterkrankungen, Gastritis, Migräne, emotionale Reizbarkeit. Die Haut ist häufig gerötet, der Verdauungstrakt übersäuert.

Die Empfehlung

Um Pitta auszugleichen, sollte auf saure und scharfe Nahrungsmittel verzichtet werden. Unter anderem auf Zitrusfrüchte, scharfe Gewürze, zu salzige Speisen, Tomaten, rotes Fleisch, Milchprodukte und Alkohol. Der Säure-Basenhaushalt muss wieder ins Gleichgewicht gebracht werden. Der mentale Stress wird am besten durch Sport abgebaut.

Der Kapha Typ

Kapha stabilisiert den Körper. Eigenschaften sind vor allem kühl, süß, klebrig, schleimig, schwer, ölig, und weich. Ist Kapha im Gleichgewicht, werden diese Eigenschaften dort produziert, wo sie notwendig sind. Das Immunsystem wird gestärkt und das Lymphsystem aktiviert. Besteht allerdings ein Ungleichgewicht, entstehen diese Eigenschaften im Übermaß und dies kann zu schweren Erkrankungen, wie zum Beispiel Diabetes, führen. Auch Übergewicht und Antriebslosigkeit sind ebenfalls möglich.

Die Empfehlung

Als Kapha Typ sollte man auf seine Leichtigkeit, körperlich wie mental, achten. Zu empfehlen sind der Verzehr von Blattgemüsen und scharfen Gewürzen. Auch ausreichende Bewegung sollte auf dem Plan stehen. Gemieden werden sollten Speisen, die verschleimen, wie Sahne, Süßigkeiten oder Käse. Auch häufiges Essen und Schlafen am Tag sind nicht empfehlenswert.

Die Gewürze des Ayurveda

In der Küche des Ayurveda kommen seit Jahrtausenden eine Vielzahl von Gewürzen zum Einsatz, die der westlichen Welt zum Großteil gar nicht bekannt sind. Allerdings gibt es auch Gewürze, die man auch hierzulande kennt.

Die Gewürze, die bei der ayurvedischen Küche zum Einsatz kommen, haben die Aufgabe, die Doshas ins Gleichgewicht zu bringen und die Verdauung zu unterstützen. Es gibt Gewürze, die entblähend wirken, andere fördern die Verdauung und wieder andere wirken anregend. Dabei besitzt jedes Gewürz sein individuelles Aroma, wirkt einzigartig und hat ganz spezielle Eigenschaften.

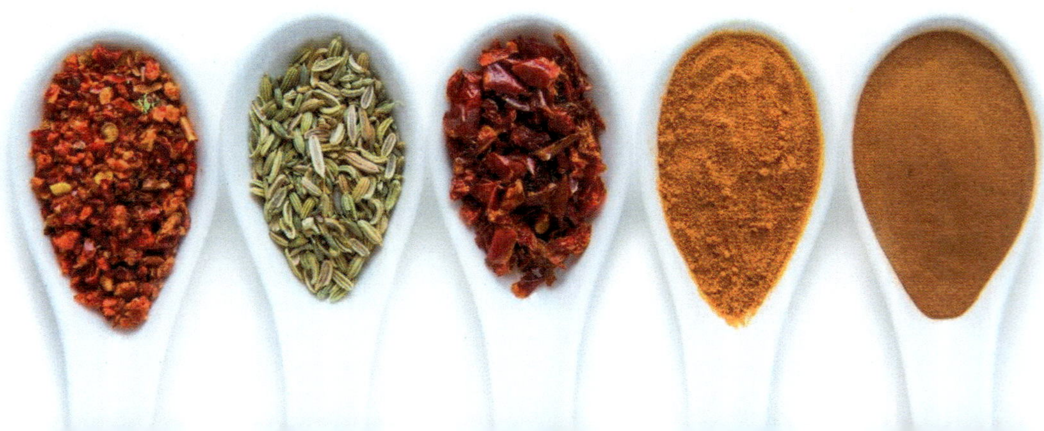

Im Folgenden werden nun die 15 bekanntesten Gewürze beschrieben, die für alle Dosha-Typen gut geeignet sind:

Kreuzkümmel

Sein Geschmack ist bitter und scharf. Er wirkt wärmend und reduziert die Doshas Vata und Kapha. Kreuzkümmel ist das bekannteste Gewürz in der ayurvedischen Küche. Manch einer kennt den Kreuzkümmel auch unter dem Namen Cumin. Würzt man Speisen mit ihm, kräftigt er die Verdauung, wirkt entblähend und macht Gerichte bekömmlicher. Die ganzen Samen werden zunächst im erhitzten Ghee angeröstet, bevor sie weiterverarbeitet werden.

Senfkörner

Ihr Geschmack ist bitter, scharf und herb. Sie wirken wärmend und reduzieren die Doshas Vata und Kapha. Verwendet werden die Senfkörner, in dem man sie als Ganzes in erhitztem Ghee anröstet bis sie zu springen beginnen. Sie fördern die innere Ruhe und die mentale Klarheit und kräftigen zudem die Verdauung.

Steinsalz

Sein Geschmack ist salzig. Es wirkt wärmend und reduziert das Dosha Vata. Dabei sollte man darauf achten, die Speisen nicht zu viel mit Steinsalz zu würzen. Das Salz macht das Gewebe geschmeidig, verbessert die Verdauung und stärkt die Nerven. Steinsalz ist das einzige Salz, das im Körper basisch wirkt, es besitzt einen hohen Anteil an Spurenelementen und Mineralstoffen. In der ayurvedischen Küche wird es daher bevorzugt vor anderen Salzen eingesetzt.

Kurkuma

Sein Geschmack ist scharf, bitter und herb. Er wirkt ebenfalls wärmend und reduziert die Doshas Pitta und Kapha. Kurkuma ist hierzulande auch unter dem Namen Gelbwurz bekannt und wirkt in Speisen entgiftend und appetitanregend.

Bockshornklee

Sein Geschmack ist scharf und bitter. Seine Wirkung ist wärmend und er reduziert die Doshas Vata und Kapha. Die Samen riechen streng. Sie besitzen nervenstärkende Eigenschaften, wirken kräftigend und verjüngend. Ihren Einsatz finden die Samen des Bockshornklees in Dal, Currys sowie Gerichten mit Bohnen.

Fenchel

Sein Geschmack ist scharf und süß. Er wirkt kühlend und gleicht die Doshas Vata, Pitta und Kapha aus. Zudem stärkt er die Verdauung und verringert Blähungen. Der Fenchel wirkt innerlich kühlend und hilft bei Krämpfen im Darm.

Nelken

Ihr Geschmack ist scharf und bitter. Sie wirken wärmend und reduzieren das Dosha Kapha. Sie besitzen ein sehr starkes Aroma, das sich am besten im Chai, dem indischen Tee entfaltet. Ist man erkältet, wirken Nelken gesundheitsfördernd und schmerzlindernd.

Kardamom

Sein Geschmack ist scharf und süß. Dabei wirkt er kühlend und reduziert die Doshas Vata, Pitta und Kapha. Er soll gesundheitsfördernd wirken. Kaut man ihn nach dem Essen, soll er den Atem erfrischen und die Verdauung fördern. Auch eine aphrodisierende Wirkung wird ihm nachgesagt. Besonders geeignet ist dieses Gewürz für Pitta Typen, da der Kardamom die Gallentätigkeit anregt.

Ingwerpulver

Sein Geschmack ist scharf, dabei wirkt er erhitzend und reduziert das Dosha Kapha. Das Ingwerpulver ist in der ayurvedischen Küche eines der schärfsten Gewürze und erhitzt dabei stark. Je länger es gekocht wird, desto schärfer wird es. Das Ingwerpulver kräftigt die Verdauung und ist besonders im Winter empfehlenswert.

Koriandersamen

Ihr Geschmack ist bitter und scharf. Sie wirken kühlend und reduzieren das Dosha Pitta. Dabei besitzt der Koriander eine Vielzahl an Wirkungen. Unter anderem soll er helfen, wenn sich Entzündungen im Magendarmbereich oder den Harnwegen breitgemacht haben. Auch die Verdauung soll er unterstützen. Er regt den Appetit an und wirkt beruhigend.

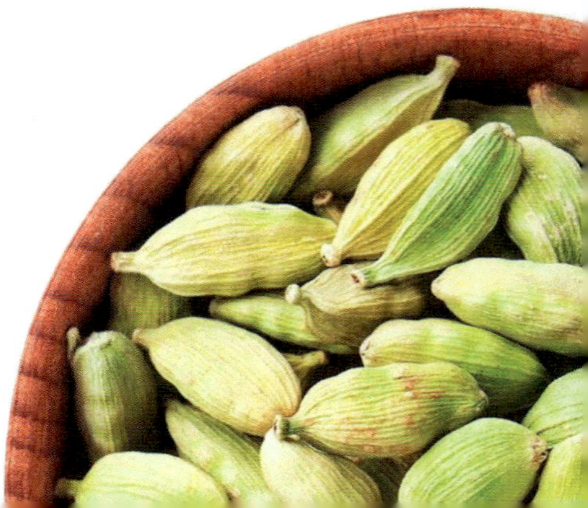

Safran

Sein Geschmack ist herb, süß und bitter. Er wirkt erhitzend und reduziert das Dosha Pitta. Safran, zumindest der Echte, ist eines der teuersten Gewürze der Welt und wird in der ayurvedischen Küche zur Stärkung von Speisen verwendet. Er wirkt anregend auf den Appetit, ist gut für Gewebe und Blut. Zudem soll es die Stimmung aufhellen und wirkt aphrodisierend. Dabei sollte das Gewürz nur sehr sparsam verwendet werden, da es in größeren Mengen schädlich sein kann.

Zimt

Sein Geschmack ist bitter und scharf. Er wirkt stark erhitzend und reduziert die Doshas Vata und Kapha. Ceylon Zimt wirkt sehr anregend auf den Appetit und den Kreislauf. Dabei enthält er Cumarin, weshalb auch er nur sehr sparsam eingesetzt werden sollte. Besonders Schwangere sollten nur geringe Dosen Zimt zu sich nehmen.

Ajwain

Sein Geschmack ist bitter und scharf. Er wirkt wärmend und reduziert die Doshas Vata und Kapha. Ajwain ist auch als Königskümmel oder Ajowan bekannt. Es hilft dabei, Speisen, die schwer zu verdauen sind, bekömmlicher zu machen. Dabei besitzt es einen einzigartigen Geschmack.

Asafoetida (Asant, Hing)

Sein Geschmack ist scharf. Es wirkt stark wärmend und reduziert die Doshas Vata und Kapha. Dabei verringert es Blähungen und regt die Darmtätigkeit an. Besonders häufig findet man dieses Gewürz in geringer Menge in Dals, da mit seiner Hilfe die blähenden Eigenschaften von Hülsenfrüchten neutralisiert werden.

Amchur (Mangopulver)

Sein Geschmack ist sauer und süß. Es wirkt kühlend und reduziert das Dosha Vata. Sein Aroma ist einzigartig tropisch und säuerlich zu gleich. Seine Verwendung findet sich häufig in Nachspeisen oder Desserts.

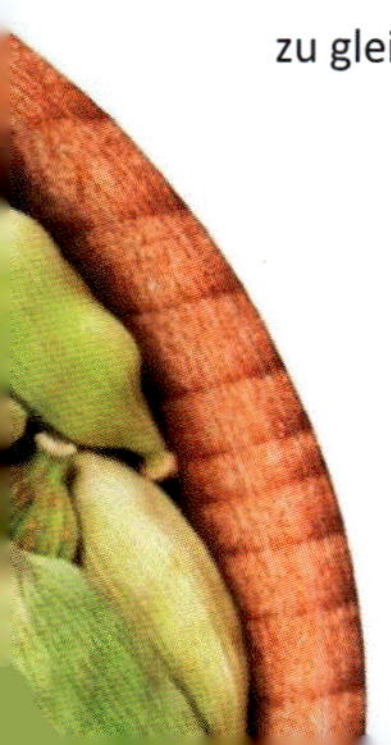

Die Ayurvedakur – wie man seinen Körper entgiftet

In der Heilkunst des Ayurvedas bedeutet Gesundheit, dass alles im Fluss ist und wenn der Stoffwechsel ungehindert und balanciert stattfindet. Aufgrund dessen sollte der Körper nicht nur bei Krankheit, sondern zwischendurch immer mal wieder entgiftet werden. Eine Ayurvedakur sollte deshalb regelmäßig gemacht werden. Sozusagen als Vorbeugung. Eine Ayurvedakur ist dabei gar nicht schwer und kann problemlos zu Hause durchgeführt werden.

Die Entgiftung

Pancakarma, bzw. die fünf Handlungen, darunter versteht man im Ayurveda die Ausleitungsverfahren. Zu einer Ayurvedakur, die entgiften soll, gehören demnach fünf Handlungen:

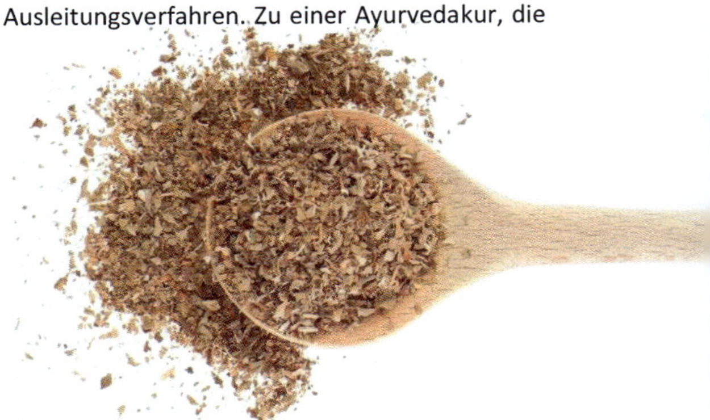

- therapeutisches Abführen
- therapeutisches Erbrechen
- Einläufe
- Einnahme von Heilsubstanzen über die Nase
- Blutreinigung
- Aderlass

Auch vor- und nachbereitende Maßnahmen zählen zu einer Pancakarma Ayurvedakur, nämlich unter anderem die Ölmassagen.

Eine Ayurvedakur, die entgiftet, sollte immer speziell auf die Person ausgerichtet sein, die sie durchführt. Die Konstitution und die Beschwerden sollten Berücksichtigung finden. Eine Ayurvedakur ist häufig sehr anstrengend, deshalb sollte ebenfalls auf die Stärke und die Widerstandkraft geachtet werden.

Zu jeder einzelnen Maßnahme einer Ayurvedakur findet man in den alten Schriften eine Reihe an Hinweisen, wann genau diese durchgeführt werden sollten und wann eben nicht. Eine umfassende Ayurvedakur sollte daher nur unter Aufsicht und Anleitung eines erfahrenen Therapeuten durchgeführt werden. Hingegen können einfach durchzuführende Wellnesskuren, die immer nach dem gleichen Schema ablaufen, auch problemlos zu Hause erfolgen.

Ayurvedakur zu Hause

Ein guter Zeitpunkt für eine Ayurvedakur, welche zu Hause durchgeführt wird, ist das Frühjahr. Die Belastungen des Winters werden abgeschüttelt und man gewinnt an Leichtigkeit und Vitalität. Eine leichtere Vorgehensweise, als die durch einen Therapeuten begleitet Kur, nennt man Langhana. Diese Art der Ayurvedakur lässt sich problemlos allein zu Hause durchführen. Sie stärkt den Stoffwechsel und stützt das Gewebe.

Mit einer Ayurvedakur soll Agni, das Verdauungsfeuer gestärkt werden und Ama, die Stoffwechselschlacke beseitigt werden. Auch die Srotas, die Zirkulisationskanäle, werden geöffnet und regen die Versorgung und die Bewegung des Zellstoffwechsels, Dhatvagni, an.

Ayurvedakuren lassen sich dabei individuell für jeden Dosha-Typen durchführen. So reichen sie von ganz streng, für Kapha Typen, die während ihrer Kur lediglich heißes Wasser, Ingwertee und Reisbrühe zu sich nehmen, bis hin zu Suppenkuren, bei denen drei kleine und warme Mahlzeiten pro Tag erlaubt sind für Pitta und Vata-Typen. Ganz wichtig bei jeder Kur ist allerdings, dass kein Stress aufkommt, denn dieser behindert den Entgiftungsprozess unnötig.

Die Stärkung von Agni und Doshas

Eine Ayurvedakur dauert meist eine Woche. Während dieser Zeit werden unterschiedliche Küchenrezepte eingesetzt. Diese nennen sich Khichari, Peya, Vilepi und Manda. Während den Entlastungstagen empfehlen sich Manda und Peya. Manda ist dabei das Reiswasser, welches klassischerweise als Entlastungsspeise zu sich genommen wird. Reiswasser hat in der Entgiftung die intensivste Wirkung. Möchte man einen stabileren Reinigungsprozess, ist Peya ein gutes Gericht. Peya ist eine Reissuppe, die die Doshas und Agni stärkt. Die Reisbrühe kann dabei mit Ingwerwasser, Kräutertees, verdünnten Fruchtsäften und viel heißem Wasser ergänzt werden.

Sind die Entlastungstage vorbei, wird der Körper mit Khichari und Vilepi gestärkt. Vilepi ist eine dicke Reissuppe. Diese soll Agni anfeuern. Dabei gibt es verschiedene Rezepturen von Vilepi, je nach Beschwerden. Khichari ist ein Gericht, welches aus Linsen, Reis und Gemüse besteht. Dies wird zum Ende der Ayurvedakur aufgenommen.

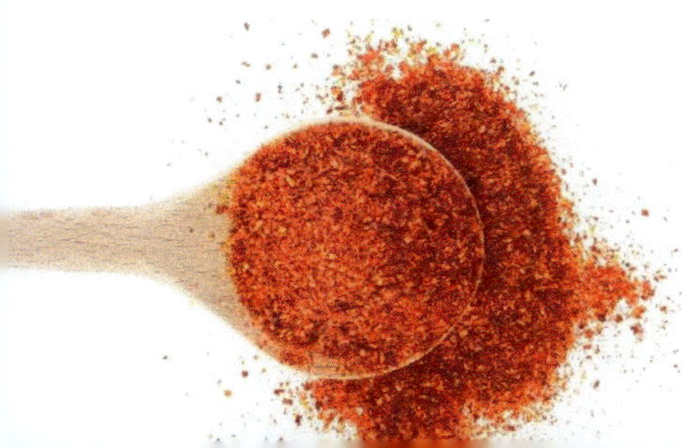

Ein Rezept für Manda

2 EL Reis in einem Topf leicht anrösten, dabei immer rühren. 560 ml Wasser nach und nach hinzufügen und für 45 Minuten köcheln lassen. Zum Schluss das Wasser abseihen und auffangen.

Rezept für Peya

1 Teil Reis mit 14 Teilen Wasser in einen Topf geben und 45 Minuten köcheln lassen. Gewürzt wird die Suppe mit etwas Salz und je nach Beschwerden mit speziellen Gewürzen.

- Kreuzkümmel bei Schweregefühl
- Kardamom bei Übelkeit
- Zimt und Pfeffer bei Asthma
- Koriander und Kardamom bei Störungen von Pitta
- Ajwain und Hing bei Störungen von Vata
- Ingwer, Basilikum und schwarzer Pfeffer bei Störungen von Kapha

Rezept für Vilepi

1 Teil Getreide in einem Topf anrösten, dabei immer umrühren. 4-5 Teile Wasser nach und nach hinzufügen und so lange köcheln, bis das Getreide weich geworden ist.

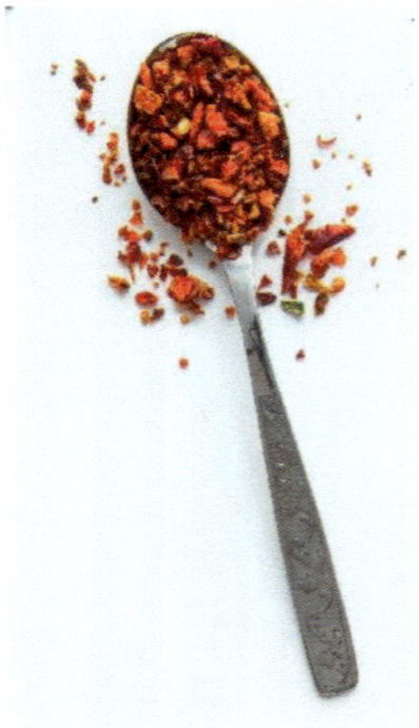

Rezept für Khichari, für die Reinigungstage

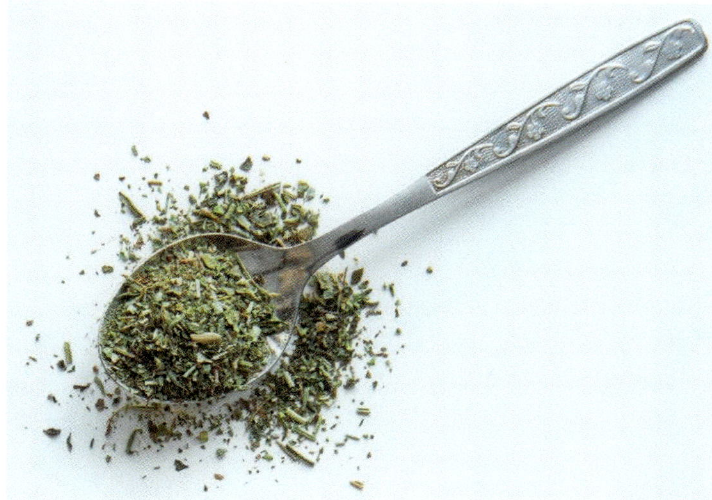

Zutaten:

- 5 Tassen Wasser
- 1 Tasse Basmatireis, weiß
- 1 EL Zitronensaft
- 2 TL Ghee
- 1 TL Steinsalz
- ½ Tasse gelbe Mungbohnen, gespalten
- ½ TL Koriandersamen
- ½ TL Ajwan-Samen
- ½ TL Kreuzkümmelsamen

Zubereitung:

Zunächst die Mungbohnen und den Reis waschen und in einem Topf leicht anrösten. Anschließend alle Samen in einer Pfanne ebenfalls anrösten und im Anschluss mörsern. Ghee in einer Pfanne erhitzen und die gemörserten Gewürze darin nochmals anrösten. Die Reismischung hinzugeben und mit Wasser anreichern. Zum Kochen bringen und für 30 Minuten köcheln. Zum Schluss noch Zitronensaft und Salz hinzugeben und nochmal mit den Gewürzen abschmecken.

Der Ablauf der Ayurvedakur

Wie beschrieben, dauert eine Ayurvedakur meist eine Woche. Sie teilt sich auf in einen Einleitungstag, drei Reinigungstage und drei Aufbautage. Während der Kur sollte man sich nicht stressen lassen. Warme Kleidung und viel Bettruhe sind ebenfalls empfehlenswert.

Einleitungstag

Dieser Tag dient zur Vorbereitung. Man kommt zur Ruhe und bereitet sich und seinen Körper auf die kommenden Tage vor. Man bewegt sich stoffwechselanregend für reinigende Maßnahmen, wie z.B. Zunge reinigen oder Ölziehen. Zusätzlich führt man Ölmassagen durch.

Dieser Tag sollte früh mit einer Tasse heißem Ingwerwasser beginnen. Yoga oder Meditation sind ein guter Einstieg, um zur Ruhe zu kommen. An dem Einleitungstag sollte sehr viel getrunken werden. Allerdings sollte ein Mittagsschlaf unbedingt vermieden werden, denn dieser behindert die Ausleitung. Das Essen an diesem Tag sollte aus leichten Getreiden, Gemüse und Khichari bestehen. Zusätzlich sollten die Speisen leicht und bekömmlich sein. Zum Würzen eignen sich Kreuzkümmel, Salz, Ingwer, Koriander und Asafoetida (Hing)

Reinigungstage

Normalerweise dauert die Reinigung drei Tage. Diese Zeit ist die Hauptphase der Entschlackung und demnach sehr anstrengend. Man sollte sich körperlich nicht sehr anstrengen und am besten zu Hause bleiben. In diesen Tagen nimmt man lediglich warme und flüssige Speisen, meist in einem halbstündigen Rhythmus, zu sich.

Am besten ist es, wenn man sich für diese Tage gut vorbereitet und einen zeitlichen Plan erstellt, damit diese Zeit nicht in Stress ausartet.

Die ausreichend aufgenommene Flüssigkeit soll dem Körper signalisieren, dass er beginnt auszuleiten. Möglicherweise muss dieser Prozess mit Einläufen unterstützt werden.

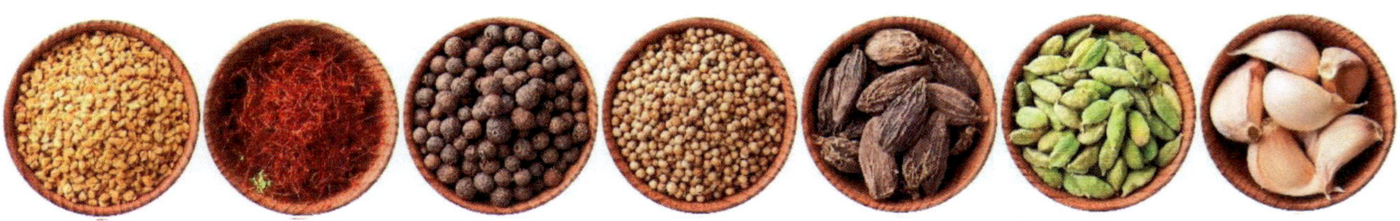

Aufbautage

Die Aufbautage sind besonders wichtig für den Stoffwechsel. Außerdem sind Sie maßgeblich für einen langfristigen Erfolg. Besonders schwierig ist dabei, während der Aufbautage nicht zu viel zu Essen. Denn wird der Magen mit zu viel Essen gefüllt, wird er zu sehr belastet und Agni streikt. Dies hat zur Folge, dass die letzten Tage vergeblich gewesen sind.

Daher sollte am ersten Aufbautag höchstens ein Viertel der gewöhnlichen Nahrungsmenge zu sich genommen werden. Am zweiten Tag die doppelte Menge und am dritten Tag dreiviertel der Nahrungsmenge.

In den Aufbautagen wird im optimalen Fall ein Khichari verspeist, das aus Reis, Linsen und Gemüse besteht. Dabei können die verschiedenen Gemüsesorten je nach Beschwerden variieren. Wichtig ist, dass mit Fetten, also Ghee oder Sesamöl, Salz und Zitronensaft gearbeitet wird.

Leichte und sanfte Bewegung sollte während der gesamten Ayurvedakur auf dem Plan stehen. Wichtig ist es ebenfalls, sich immer warm zu halten und sich deshalb öfters mit warmem Öl zu massieren. Hierdurch öffnen sich die Poren und ein Wärmebedürfnis entsteht.

Nach der Ayurvedakur

Macht man nach einer Ayurvedakur genauso weiter wie davor, hat die Kur nicht wirklich einen Effekt. Während der Kur soll man ein gutes Gefühl für seinen Körper bekommen und spüren lernen, was einem gut tut. Deshalb ist es wichtig, auch nach der Ayurvedakur einige Dinge zu beachten. So sollte man in jedem Fall immer Stress vermeiden. Dies geschieht zum Beispiel durch regelmäßige Anwendungen von Yoga oder Meditation. Auch Bewegung an der frischen Luft ist eine gute Wahl.

Beim Essen sollte darauf geachtet werden, seinen Fleischkonsum zu verringern und diesen lieber durch Gemüsespeisen oder Hülsenfrüchte zu ersetzen. Zudem kann auch ein Entlastungstag pro Woche wahre Wunder bewirken.

Eine Ayurvedakur soll die Balance wieder zurück ins Leben ringen. Man soll während dieser Kur lernen, sich wieder besser wahrzunehmen und Kontakt zu sich selbst herstellen. Das ist der Schlüssel zu einem glücklichen und gesunden Leben.

Abnehmen mit Ayurveda

Übergewicht ist in unserer heutigen Wohlstandsgesellschaft ein immer häufiger auftretendes Problem. Dabei entsteht Übergewicht nur dann, wenn die tägliche Kalorienaufnahme den täglichen Energieverbrauch übersteigt. Häufig spielen mehrere Faktoren bei Übergewicht eine Rolle:

- Veranlagung
- Störungen im Essverhalten (zu häufiges, zu schnelles Essen, kein Sättigungsgefühl)
- Psychologische Ursachen (z.B. Stress, Angst, Frust, Langeweile)
- Zu wenig Bewegung
- Alkoholismus
- Medikamente (z.B. Cortison, die Pille, Psychopharmaka)
- Grunderkrankungen (z.B. Erkrankung der Schilddrüse)

Übergewichtige Personen haben eine verkürzte Lebenserwartung. Sie leiden unter Antriebslosigkeit, fühlen sich schwer, haben keine Disziplin und einen Mangel an Entschlossenheit.

Nach Charaka, dem indischen Arzt und Autor von Ayurvedaschriften, entsteht Übergewicht durch eine Störung von Kapha in Verbindung mit einem schwachen Verdauungsfeuer (Agni). Dies führt neben der Gesamtverdauungsebene auch auf Gewebeebene (Dhatu) im Dünndarm und Magen zu Ama (Unverdautem). Ama blockiert die Körperkanäle (Srotas) und dadurch wird Meda gestört. Alle folgenden Gewebe werden dadurch schlechter versorgt, insbesondere die Knochen (Asthi), Knochenmark (Majja) und Fortpflanzungsgewebe (Shukra).

Je nachdem, welches Dosha vorherrscht nimmt man schneller oder langsamer zu.

- Vata-dominat: Verringert seinen Stress häufig mit Süßem, Saurem oder Salzigem. Damit wird häufig Bauchfett, besonders bei wenig Bewegung angesammelt.
- Kapha-dominat: Liebt das Essen. Häufig muss er Speisen nur ansehen und nimmt zu. Das Übergewicht verteilt sich auf den gesamten Körper.
- Pitta-dominat: Verdaut regelmäßig und hat mittags meist Hunger. Er überisst sich selten. Häufig entstehen Probleme mit dem Gewicht erst in Verbindung mit Vata und Kapha. Das Gewicht setzt sich dabei meist auf Hüften und Oberschenkeln.

Das Verdauungsfeuer nimmt häufig im Alter ab. Der Stoffwechsel verringert sich und man nimmt leichter an Gewicht zu. Daher sollte man sich besonders in der zweiten Lebenshälfte viel bewegen, kalte Getränke und Nahrungsmittel vermeiden.

Wie kann man mit Hilfe von Ayurveda abnehmen?

Um mit Ayurveda abnehmen zu können, müssen mehrere Maßnahmen erfolgen: Ernährung, Änderung des Lebensstils, Heilpflanzen, Yoga, Marmatherapie und Panchakarma.

Die Ernährung – Ahara

Um abzunehmen muss nach Charaka die Nahrung Vata- und Kaphareduzierend wirken. Sie sollte einen bitteren Geschmack haben, heiß wirken, trocken und leicht sein. Das Produkt der Verdauung muss scharf sein.

Eine Auswahl an Lebensmitteln, die Kapha reduzierend sind: Spargel, Rosenkohl, Karotten, Zwiebeln, Paprika, Spinat, Sprossen, Knoblauch, Kartoffeln, Stangensellerie, Aubergine, Blumenkohl, Äpfel, Kirschen, Beerenobst, Mangos, Birnen, Rosinen, Pfirsiche, Hülsenfrüchte, Gerste, Buchweizen, Mais, Roggen, Huhn (dunkles Fleisch), Eier, Garnelen, Wild, Ghee, Kuhmilch, Ziegenmilch, Sonnenblumenkerne, Kürbissamen, roher Honig und Gewürze.

Ganz besonders förderlich für eine Abnahme sollen Mungobohnen, Honig, Gerste und Chili sein.

Änderung des Lebensstils – Vihara

- In Ruhe essen
- Regelmäßige Essenszeiten
- Keine kalten Getränke zum Essen
- Essen frisch zubereiten
- Gewürze verwenden
- Drei Stunden vor dem Schlafen nichts mehr essen
- Mittagessen als Hauptmahlzeit
- Zwei Hände voll pro Mahlzeit
- Dem Geschmack vertrauen
- Keine Milchprodukte zu salzigem oder saurem Essen
- Heißes Wasser trinken
- Stress reduzieren
- Entspannungsübungen & Ölmassagen

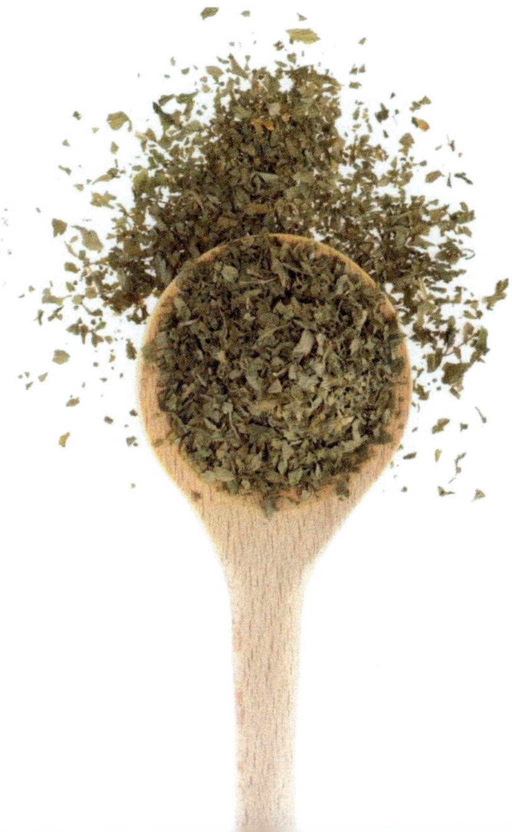

Heilpflanzen – Aushadha

Heilpflanzen zur Gewichtsverringerung müssen bitter und scharf sein. Dabei ist die Dreierschärfe, Trikatu, ganz weit vorne. Diese feuert Agni an, öffnet die Körperkanäle und aktiviert den Stoffwechsel des Gewebes. Im Ayurvedischen gibt es zehn Pflanzen, die fettreduzierend wirken sollen. Alle Heilpflanzen müssen gekaut werden. Hierzu zählen:

- Vidanga (Embelia ribes)
- Chitraka (Plumbago zeylanica)
- Nagara (getrockneter Ingwer)
- Haridra (Gelbwurz)
- Erandamula (Rhizinuswurzel)
- Triphala (Amla, Haritaki, Bibhitaki)
- Guggulu (Commiphora mukul)
- Lashuna (Allium sativum)
- Vrukshamla (Garcinia indica)
- Gurmar (Gymnea sylvestre), auch Zuckerzerstörer genannt

Marma- und Panchakarmkur

Personen mit Übergewicht müssen zunächst einmal wieder lernen für sich selbst zu sorgen und sich nicht nur um andere zu kümmern. Dabei kann eine Entgiftungskur, wie im Kapitel zuvor beschrieben, ein wichtiger und richtiger Schritt in die richtige Richtung sein. Man nimmt schnell ab, sieht erste Erfolge und kann sich nach dieser Woche besser auf eine Umstellung der Ernährung einstellen. Man ist mehr zu sich selbst gekommen und die Weichen zu einer langfristen Abnahme sind gestellt.

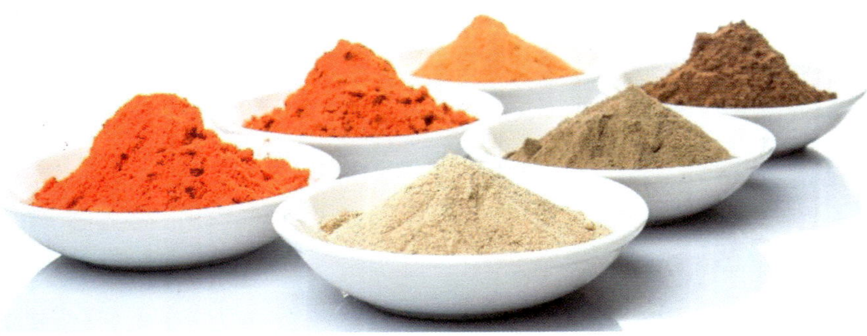

Achtsamkeit – wichtig im Leben

Achtsamkeit ist eine Fähigkeit, die eigentlich jeder Mensch besitzt. Manch einer muss diese allerdings stärken, da er sich mehr um andere, als um sich selbst kümmert. Dabei bedeutet achtsam zu sein, wach zu sein, in sich selbst zu sein, Kontakt mit sich und seinen Erfahrungen aufzunehmen sowie nicht wertend, offen und annehmend sein.

Was ist Achtsamkeit?

- Wertfrei – still und nicht urteilend
- Bewusste Wahrnehmung - spüren, was ist, beobachten
- Mühelos - ohne Anstrengungen
- Akzeptanz - man möchte nicht verändern, nimmt alles so, wie es ist
- Im Jetzt sein –-zeitlos, in der Gegenwart sein
- Intensionslos - bewusstes Nichtstun, Handeln ohne Absicht
- Lenkung von Aufmerksamkeit - seine Aufmerksamkeit auf das lenken, was einem guttut
- Wohlwollend und mitfühlend - freundlich sich selbst und seinem Körper gegenüber

Was ist Achtsamkeit nicht?

Achtsamkeit ist nicht die Haltung, die in unserem Leben meist vorherrscht. Viele identifizieren sich mit Menschen, die Dinge haben, die man selbst nicht besitzt. Man vergleicht, bewertet und beurteilt stets andere. Dies alles hat rein gar nichts mit Achtsamkeit zu tun.

Achtsamkeit trainieren

1. Achtsam in den Tag starten. Mit der Achtsamkeit sollte man sofort nach dem Aufwachen beginnen. Man atmet bewusst, alle Handlungen sind achtsam.
2. Freiräume schaffen. Ein paar Minuten für sich allein am Tag reichen schon.
3. Sich einlassen auf die Achtsamkeit. Jeder Tag sollte achtsam sein. Ob nun Ernährung oder Bewegung, der ganze Lebensstil sollte achtsam gestaltet werden.
4. Nur das, was einem guttut. Mit zunehmender Achtsamkeit merkt man selbst, was einem guttut und was nicht. Ob Menschen oder der Beruf. Alles, was einem die Kraft nimmt, sollte aus dem Leben verbannt werden.
5. Langsamkeit üben. Jeden Tag Langsamkeit üben. Sei es beim Essen oder Spaziergang. Wer lernt sich langsam zu bewegen, ist achtsam.
6. Mehr zuhören als reden. Dem Gegenüber bewusst zuhören, ohne jegliche Art von Wertung oder dem Nachhängen eigener Gedanken.
7. Reflektieren. Sich Dinge aufzuschreiben, die man erfolgreich gemeistert hat, hilft einem in schwierigeren Zeiten. Auch kann man seine Erfahrungen mit anderen teilen.

Achtsamkeitsübungen

1. Stilles sitzen: Hierbei setzt man sich auf den Bode. ein Kissen oder einen Stuhl und lässt die Augen geöffnet. Dann beginnt man mit dem bewussten Wahrnehmen der Atmung. Gedanken, die auf einen einströmen werden nicht bewertet, sondern mit der Ausatmung wieder ziehen gelassen. Diese Übung sollte mindestens acht Minuten gehen.
2. Gehmeditation: Sie kommt aus dem Zen-Buddhismus und wird dort als Kinhin bezeichnet. Sie wird häufig nach dem stillen Sitzen praktiziert. Hierbei werden die Gelenke wieder gelockert. Die Gehbewegungen, das Aufsetzen und Abrollen der Füße werden bewusst durchgeführt. Dabei ist das Tempo völlig individuell. Der Kopf sollte leicht geneigt und die Hände unterhalb des Brustkorbs auf dem Körper liegen.
3. Objekte wahrnehmen und beschreiben. Dies ist eine schöne Gruppenübung. Jedes Mitglied erhält einen Gegenstand und muss diesen in seinen Gedanken beschreiben. Dabei soll jede Kleinigkeit des Gegenstandes erfasst werden. So lernt man den Gegenstand bewusster wahrzunehmen. Noch intensiver wird diese Übung, indem man einen Gegenstand blind ertastet und wahrnimmt, wie er sich anfühlt.

4. Gedankliches Fotografieren. Eine besonders gute Übung, um Gedanken zu durchbrechen. Hierbei schließt man seine Augen, geht durch den Raum und öffnet dann für einen kurzen Augenblick die Augen. Dabei fotografiert man diesen Moment.
5. Innerliche Dokumentation und Bewertung. Man tritt in einer Situation, die man gerade erlebt hat, einen gedanklichen Schritt zurück und analysiert die Reaktion. Man beobachtet, was man in diesem Augenblick fühlt und denkt.

Nun wurde eine Menge Theorie zum Thema Ayurveda beschrieben. Jetzt wird es Zeit für die Umsetzung. Es gibt eine große Auswahl an Gerichten und Getränken, die für jede Dosha-Typen geeignet sind. Finden Sie heraus welcher Typ Sie sind und starten Sie noch heute voll durch.

Viel Spaß damit!

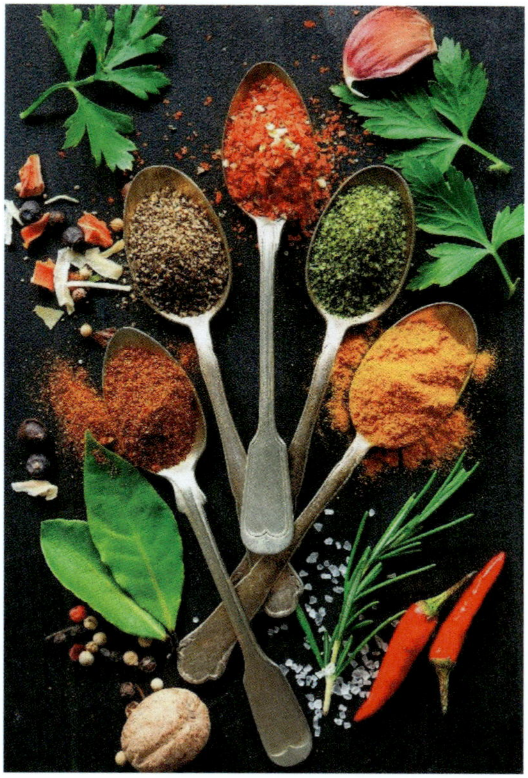

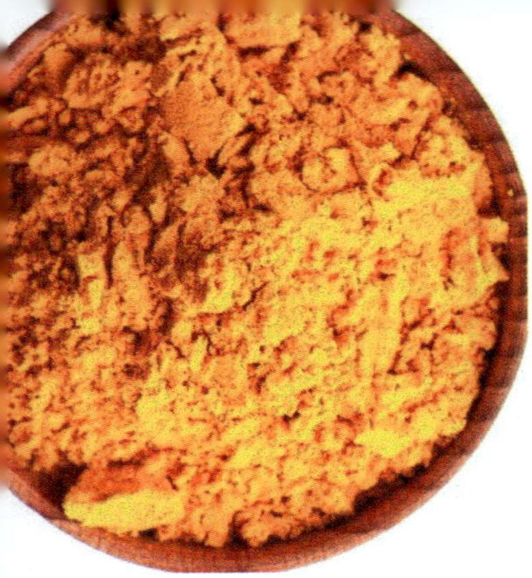

Frühstück

Obstsalat

Zutaten für 4 Portionen:

2 reife Äpfel (süß/sauer) / 2 Bananen / 4 Orangen / 2 reife Papaya / 2 reife Mango / ½ Flugananas
2 Msp. Sternanis, gemahlen / 2 Msp. Kardamom, gemahlen / 2 TL Ingwer, gehackt / 4 EL Vanillezucker

Zubereitung:

Als erstes wird das Obst gewaschen, die Kerne bzw. Steine entfernt und alles in mundgerechte Stücke geschnitten. Die Hälfte der Orangen von der Schale befreien und die Filets herauslösen. Besonders gut funktioniert das, indem oben und unten jeweils die Enden der Orangen abgeschnitten werden und die Schale rundherum ebenfalls entfernt wird. Das Weiße der Haut sollte komplett abgelöst sein. Nun kann man ganz einfach die einzelnen Filets der Orangen herauslösen. Danach noch die zweite Hälfte der Orangen in zwei Hälften schneiden und auspressen. Das Obst in eine Schüssel geben und mit dem Orangensaft vermengen. Mit den Gewürzen abschmecken, mit dem Vanillezucker süßen und genießen.

Apfel-Frühstücksbrei

Zutaten für 4 Portionen:

1 l Wasser / 4 Gläser Haferflocken / 8 Handvoll Rosinen / 2 Pck. Vanillezucker
4 Äpfel / Zimtpulver / Ahornsirup / 2 Prisen Kardamompulver

Zubereitung:

Zunächst die Äpfel waschen, entkernen und in Würfel schneiden. Wasser in einen Topf geben und Rosinen, Vanillezucker und 1 Prise Kardamom hinzufügen. Für 2 Minuten garen. Im Anschluss die Apfelwürfel in den Topf geben und so lange köcheln lassen, bis sie weich sind. Die Haferflocken ebenfalls in den Topf geben und alles unter ständigem Rühren zu einem Brei einkochen lassen. Den Frühstücksbrei mit Zimt und Ahornsirup abschmecken.

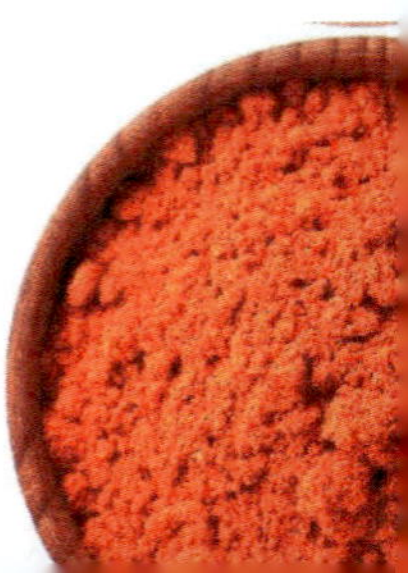

Obstporridge mit Nuss

Zutaten für 4 Portionen:

1200 ml Mandelmilch / 200 g Haferflocken / 2 TL Ghee / 4 TL Nussmus / Obst nach Belieben
4 TL Zimt / 2 TL Kurkuma / 2 TL Ingwer, gehackt

Zubereitung:

Zunächst in einem Topf 1 TL Ghee erwärmen und zusammen mit den Gewürzen anbraten. Mit der Mandelmilch ablöschen und die Haferflocken unterrühren. Alles für 5 Minuten garen, bis unter häufigem Rühren ein sämiger Brei entsteht. Den Topf vom Herd nehmen und den Brei zugedeckt für einige Zeit quellen lassen. Währenddessen den zweiten TL Ghee in einer Pfanne erwärmen. Das Obst waschen und in mundgerechte Stücke schneiden. Dieses ebenfalls in die Pfanne geben. Mit Zimt und Kardamom abschmecken und für 5 Minuten bei niedriger Wärmezufuhr köcheln lassen. Das Porridge zusammen mit dem Obst und dem Nussmus anrichten und genießen.

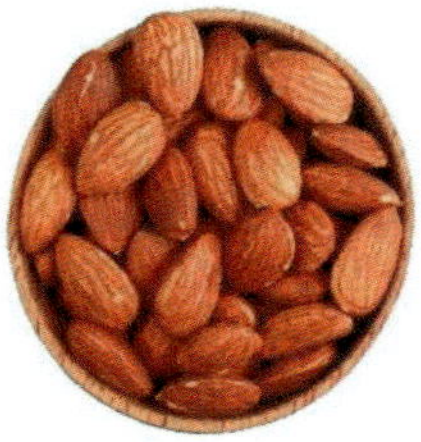

Fruchtiger Mandelgrießbrei

Zutaten für 4 Portionen:

½ Tasse Dinkelgrieß / 1 - 2 Tassen Mandelmilch / 150 g Himbeeren / 2 TL Ghee / 1 TL Akazienhonig
2 EL Mandelblätter / ½ TL Kardamom / Ahornsirup / 1 Prise Vanille

Zubereitung:

1 TL Ghee in einem Topf erwärmen. Das Grieß hinzugeben und anrösten. Mit der Mandelmilch ablöschen und mit einem Schneebesen umrühren. Einen weiteren TL Ghee in einer Pfanne erwärmen und die Gewürze hinzugeben. Die Himbeeren säubern und zu den Gewürzen in die Pfanne geben. Die Mandeln auf eine Seite der Pfanne schieben, den Akazienhonig hinzugeben und beides zusammen anrösten. Zum Schluss den Grießbrei zusammen mit den Himbeeren und den Mandeln in einer Schüssel anrichten.

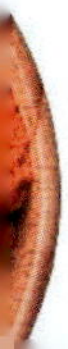

Gebackene Birne

Zutaten für 4 Portionen:

8 Birnen / 800 ml heller Traubensaft / 2 Vanilleschoten / 1 TL Kardamom, gemahlen

Zubereitung:

Der Backofen wird zunächst auf 185° C vorgeheizt. Die Birnen schälen, die Kerne entfernen und in Spalten schneiden. Die Birnenspalten in eine Auflaufform verteilen und mit dem Traubensaft übergießen. Mit Kardamom und der Vanillestange würzen und 15 Minuten lang im Ofen backen. Die Vanillebirnen passen sehr gut zum Amarantbrei oder einem Frühstücksporridge.

Mandelreis

Zutaten für 4 Portionen:

1 l Mandelmilch / 200 g Rundkornreis / 4 TL Agavendicksaft / 4 TL Kurkuma, gemahlen / 1 TL Zimt

Cashewkerne, Rosinen, getrocknete Maulbeeren

Zubereitung:

Die Mandelmilch in einen Topf füllen und den Reis darin so lange köcheln lassen, bis dieser bissfest ist. Anschließend abkühlen lassen. Kurkuma, Zimt und Agavendicksaft mit dem Reis vermengen und zusammen mit den Cashewkernen, Rosinen und Maulbeeren garniert genießen.

Amaranth-Mandelbrei

Zutaten für 4 Portionen:

4 EL Mandelsplitter / 2 Tassen Amarant / 6 Tassen Wasser / 1 Msp. Kardamom / etwas Rohrzucker / Ahornsirup

Zubereitung:

Zuerst den Amaranth zusammen mit dem Wasser in einen Topf geben und für 30 Minuten quellen lassen. Im Anschluss kurz aufkochen lassen, die Wärmezufuhr verringern und den Brei einkochen lassen. Kardamom, Mandeln und Rohrzucker in den Brei rühren und mit Ahornsirup süßen.

Fruchtiger Mandelbulgur

Zutaten für 4 Portionen:

120 g Bulgur / 2 Birnen / 100 g Mandeln, geschält / 200 ml Wasser / 200 ml Milch
1 TL Kurkuma / 3 EL Ghee / 1 TL Zimt / 2 EL Rohrzucker / ½ TL Salz

Zubereitung:

Zunächst 2 EL Ghee in einer Pfanne erhitzen. Den Bulgur hinzugeben und darin anrösten. Milch und Wasser zusammen in einen Topf füllen und alles zum Kochen bringen. Zimt, Salz, Zucker und Kurkuma hinzugeben und verrühren. Den angerösteten Bulgur in den Topf füllen und für 15 Minuten ohne Wärmezufuhr quellen lassen. Währenddessen die geschälten Mandeln in einer Pfanne ohne Öl bei mittlerer Wärmezufuhr ebenfalls anrösten. Die Birnen waschen, die Kerne entfernen und in Spalten schneiden. Das restliche Ghee in einer Pfanne erwärmen und die Birnen anbraten. Bulgur zusammen mit Birnenspalten und Mandeln anrichten.

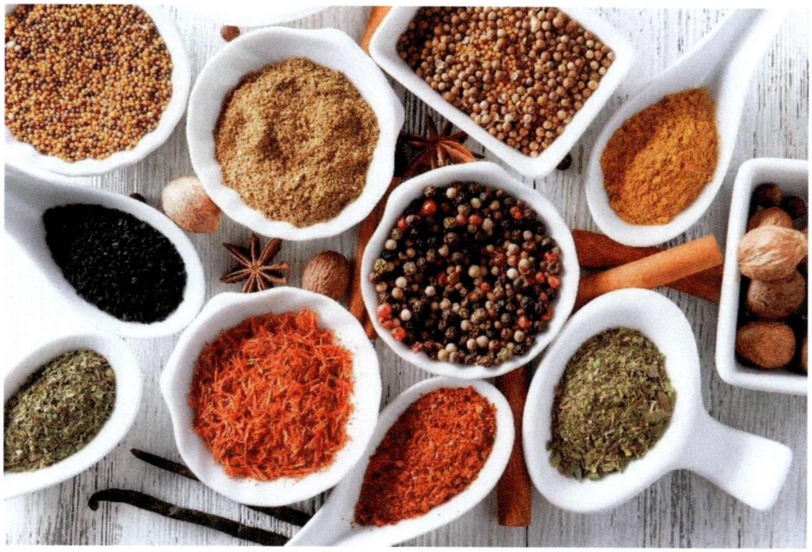

Salate

Bohnensalat mit Reis

Zutaten für 4 Portionen:

2 Tassen Reis / 4 Handvoll grüne Bohnen / 2 kl. Dosen Kidneybohnen / 2 Mangos / 1 Bund Petersilie / 2 Zwiebeln
2 Zitronen / 2 EL Olivenöl / 1 Pck. Feta / 1 EL Zucker / 2 Kardamomkapseln / Salz

Zubereitung:

Die grünen Bohnen waschen und kleinschneiden. Einen Topf auf den Herd stellen, die Bohnen hineingeben und bissfest garen. Den Reis in einen zweiten Topf geben und mit Wasser garen lassen. In der Zwischenzeit werden die Mangos geschält und kleingeschnitten. Die Petersilie putzen und kleinhacken. Die Kidneybohnen gründlich waschen. Den Kardamom aus der Kapsel holen und fein mörsern. Alles gut vermengen. Nun die Zwiebeln schälen, halbieren und würfeln. Das Öl in eine Pfanne geben, erhitzen und die Zwiebeln darin andünsten. Die Zitrone halbieren und den Saft auspressen. Nun Zitronensaft, Zwiebeln, Olivenöl und Zucker in den Mixer geben und pürieren. Reis und Bohnen gemeinsam in eine Schüssel füllen und mit dem Zwiebeldressing vermengen. Den Käse auf ein Backblech mit Backpapier legen und bei 150° C erwärmen. Den Salat mit dem Käse garnieren und servieren.

Mediterraner Quinoasalat

Zutaten für 4 Portionen:

200 g Zucchini / 100 g Quinoa / 300 g Aubergine / 4 EL Pflanzencreme / 1 rote Paprika
2 EL gehackte Petersilie / etwas Zitronensaft / ½ TL Salz / Pfeffer

Zubereitung:

Zunächst das Quinoa in ein Sieb geben und unter fließendem Wasser gründlichen waschen. 200 ml Salzwasser in einen Topf füllen und das Quinoa hinzugeben. Kurz aufkochen lassen, dann die Wärmezufuhr reduzieren und für 15 Minuten garen lassen. Anschließend vom Herd nehmen und auskühlen lassen. Währenddessen das Gemüse putzen und kleinschneiden. Mit 2 EL Pflanzencreme vermengen und mit Salz und Pfeffer würzen. Nun das Gemüse auf einem Backblech legen und im vorgeheizten Ofen bei 220°C für 15 Minuten backen. Das Quinoa etwas auflockern und das Gemüse hinzugeben. Die restliche Pflanzencreme und die Petersilie untermengen. Den Salat zum Schluss mit Salz, Pfeffer und Zitronensaft abschmecken bevor er serviert wird.

Paprika-Linsensalat

Zutaten für 4 Portionen:

360 g Linsen, rot / 1 Bund Radieschen / 4 Paprikaschoten, rot / 1200 ml Gemüsebrühe / 1 cm Ingwer
2 Prisen Salz / Pfeffer / 1 Bund Schnittlauch / 2 Orangen / 1 TL Olivenöl

Zubereitung:

Die Gemüsebrühe in einen Topf füllen und die Linsen darin für 10-12 Minuten bei mittlerer Wärmezufuhr köcheln lassen. Die Linsen anschließend abgießen und etwas abkühlen lassen. Währenddessen die Paprika waschen, entkernen und in Streifen schneiden. Die Radieschen putzen und kleinschneiden. Den Ingwer schälen und fein reiben. Paprika, Radieschen und Ingwer unter die Linsen mischen. Den Schnittlauch putzen und kleinschneiden. Die Orangen halbieren und auspressen. Beides zusammen mit dem Öl vermengen und das Dressing über den Salat geben. Mit Salz und Pfeffer abschmecken und servieren.

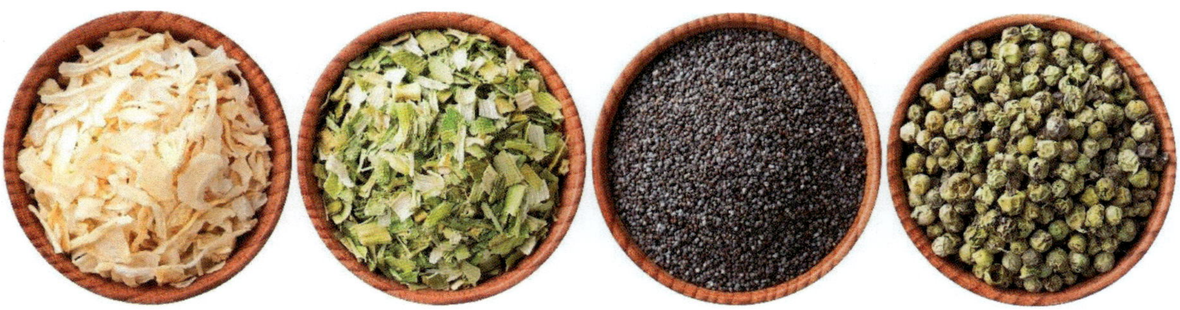

Suppen

Würzige Kartoffelsuppe

Zutaten für 4 Portionen:

750 g Kartoffeln / 1 Zwiebel / 200 ml Sojasahne / 1 l Gemüsebrühe / 1 EL Ghee
1 EL Kurkuma / 1 Msp. Safran / 1 Bund Dill / 1 TL Salz / 1/3 TL Pfeffer

Zubereitung:

Zuerst wird die Zwiebel geschält und gewürfelt. Die Kartoffeln werden ebenfalls geschält, gewaschen und in Würfel geschnitten. Anschließend den Safran zusammen mit 3 EL lauwarmem Wasser anrühren. Das Ghee in einem Topf erwärmen. Kurkuma und Zwiebelwürfel hineingeben und glasig andünsten. Nun die Kartoffeln einfüllen und mitdünsten. Die Gemüsebrühe einfließen lassen und kurz aufkochen. Bei mittlerer Wärmezufuhr und geschlossenem Deckel für 20 Minuten köcheln lassen. Den Topf vom Herd nehmen und Sojasahne, Safran, Salz und Pfeffer unterrühren. Die Suppe mit einem Stabmixer pürieren. Den Dill putzen, hacken und die Suppe damit garnieren.

Fruchtige Linsensuppe

Zutaten für 6 Portionen:

300 g eingeweichte, gegarte Linsen / 300 g Trockenpflaumen / 300 ml Gemüsefond / 200 g Sellerie / 1 große Süßkartoffel
2 Zwiebeln / 3 Möhren / 1 Stange Lauch / 2 EL Öl / 4 EL Apfelessig / 1 Bund glatte Petersilie / Salz und Pfeffer

Zubereitung:

Zunächst die Schale der Möhren entfernen und in Scheiben schneiden. Den Sellerie säubern und in Rauten schneiden. Die Schale der Zwiebeln ebenfalls entfernen und hacken. Den Lauch putzen, die äußeren Blätter entfernen und in Ringe schneiden. Die Süßkartoffel schälen und würfeln. Die Petersilie waschen, die Blätter abzupfen und grob hacken. Öl in einen Topf geben, erhitzen und die Kartoffelwürfel zusammen mit Zwiebeln, Möhren und Sellerie darin andünsten. Den Lauch hinzufügen und für weitere 2 Minuten mitdünsten. Anschließend alles mit dem Fond ablöschen, die Linsen hineingeben und alles für 20 Minuten bei mittlerer Wärmezufuhr köcheln lassen. Nun noch die Pflaumen hineingeben und mit Salz, Essig, und Pfeffer abschmecken. Auf 6 Teller verteilen und mit der Petersilie garnieren.

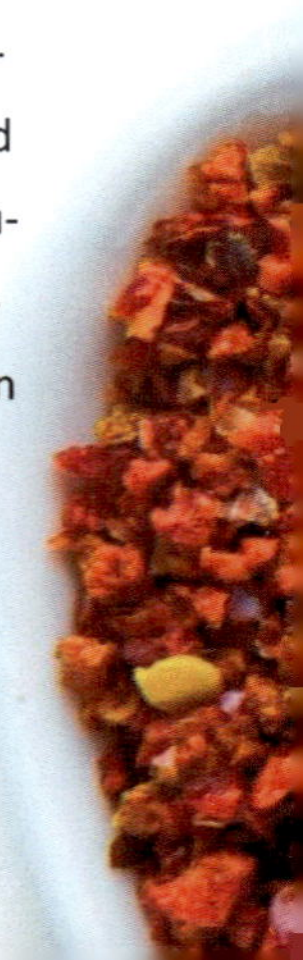

Kohlsuppe mit Kürbis

Zutaten für 4 Portionen:

½ Kürbis / 1 Weißkohl / 1 Handvoll Rosinen / 4 EL Kürbiskerne / 2 EL Ghee / 2 Tassen Wasser
2 EL Kümmel / 2 TL Zimt / Steinsalz / frisches Olivenöl

Zubereitung:

Zuerst die äußeren Blätter des Weißkohls entfernen und den Rest in Streifen schneiden. Den Kürbis entkernen und kleinschneiden. Ghee in eine Pfanne geben, erhitzen und bei mittlerer Wärmezufuhr Zimt und Kümmel darin anrösten. Anschließend Weißkohl, die Rosinen und den Kürbis hineingeben, vermengen und anbraten. Mit dem Wasser ablöschen und bei niedriger Wärmezufuhr und geschlossenem Deckel für 30 Minuten garen lassen. Gelegentlich umrühren. Am Schluss noch mit dem Salz würzen. Sehr gut schmeckt der Eintopf mit Basmatireis. Beides zusammen auf Tellern anrichten, mit dem Olivenöl beträufeln und mit den Kürbiskernen garnieren.

Ayurvedische Mungbohnensuppe

Zutaten für 4 Portionen:

2 Tassen grüne Mungbohnen / 8 Tassen Wasser / 2 TL Ghee / 2 TL Kreuzkümmelsamen / 2 TL Kreuzkümmelpulver
2 TL Korianderpulver / 1 Lorbeerblatt / ½ TL Tumerikpulver (Gelbwurz) / 2 Prisen Asafoetida / 1 TL Ingwer, fein gerieben

Zubereitung:

Zunächst werden die Mungbohnen über Nacht in Wasser eingeweicht. Am nächsten Morgen abgießen und gut abspülen. Das Ghee in einem Schnellkochtopf erhitzen und die Gewürze darin anrösten. Anschließend die Mungbohnen hinzugeben, mit Wasser ablöschen und mit Salz würzen. Die Suppe kurz aufkochen lassen und anschließend bei mittlerer Wärmezufuhr für eine Stunde köcheln lassen. Zum Schluss die Suppe auf 4 Teller aufteilen und servieren.

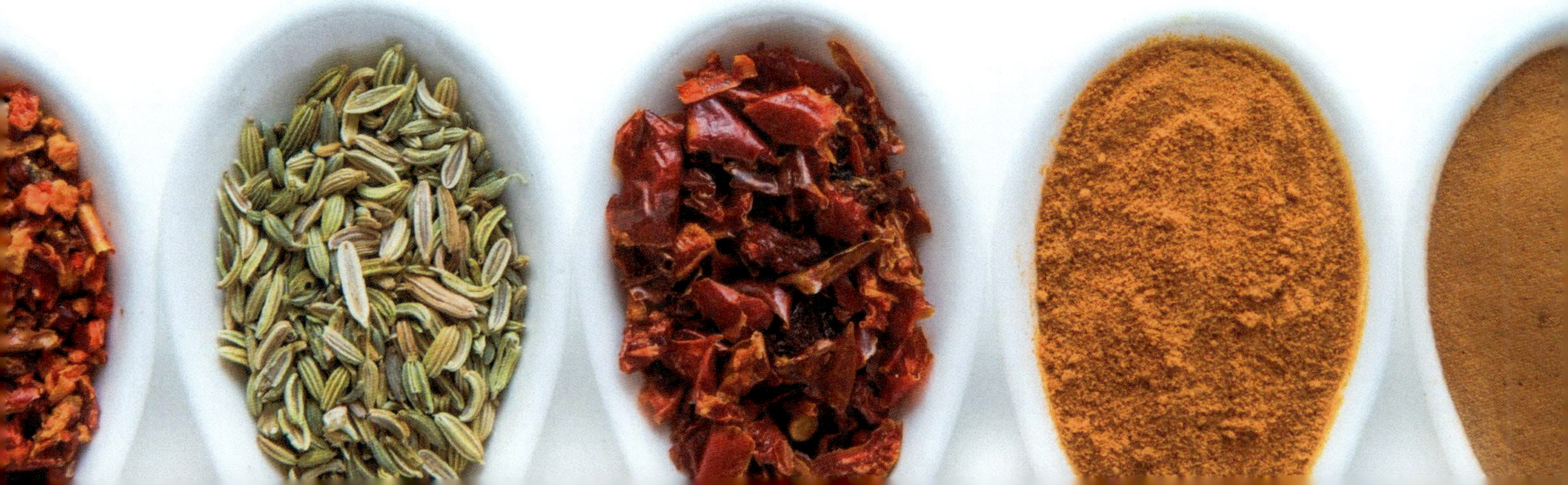

Minestrone

Zutaten für 4 Portionen:

400 g Chinakohl / 400 g Möhren / 2 Zwiebeln / 100 g Dörrbohnen / 50 g Nudeln / 1,5 l Gemüsebouillon
1 EL Butter / Etwas Petersilie / Salz und Pfeffer

Zubereitung:

Die Schale der Zwiebeln entfernen, halbieren und fein hacken. Die Möhren schälen und hobeln. Den Chinakohl waschen und ebenfalls hobeln (5 mm dick). Die Butter in einem Topf zerlassen. Das Gemüse zusammen mit den Bohnen darin für 5 Minuten braten. Die Gemüsebouillon eingießen und aufkochen lassen. Anschließend die Wärmezufuhr verringern und zugedeckt für 10 Minuten köcheln. Nun die Nudeln hineingeben und nochmals 10 Minuten ohne Deckel garen. Zum Schluss mit der Petersilie bestreuen und servieren.

Kartoffelsuppe mit Roter Bete

Zutaten für 4 Portionen:

1 kg Rote Bete / 4 Kartoffeln / 2 cm Ingwer / 2 TL Ghee / 1200 ml Wasser / 2 EL Zitronensaft / 2 Nelken
1 TL Piment / 2 TL Kurkuma / 2 TL Korianderpulver / 2 TL Garam Masala / Salz

Zubereitung:

Die Kartoffeln schälen und in Würfel schneiden. Die Rote Bete ebenfalls schälen und würfeln. Den Ingwer ebenso schälen und reiben. Das Ghee in einem Topf erwärmen und Koriander, Kurkuma, Piment und Ingwer darin anrösten. Anschließend die Rote Bete und die Kartoffeln hinzufügen und anbraten. Mit dem Wasser ablöschen, die Nelken hinzugeben. Alles für 15-20 Minuten kochen lassen. Wenn die Kartoffeln fertig gegart sind, die Suppe mit Zitronensaft, Garam Masala und Salz abschmecken. Die Nelken aus der Suppe entfernen und diese fein pürieren.

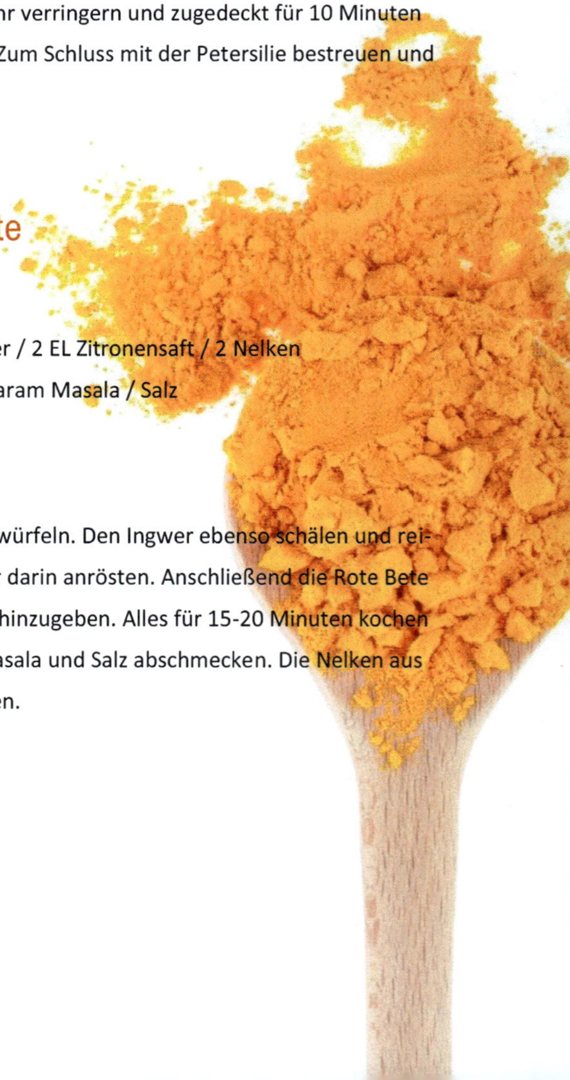

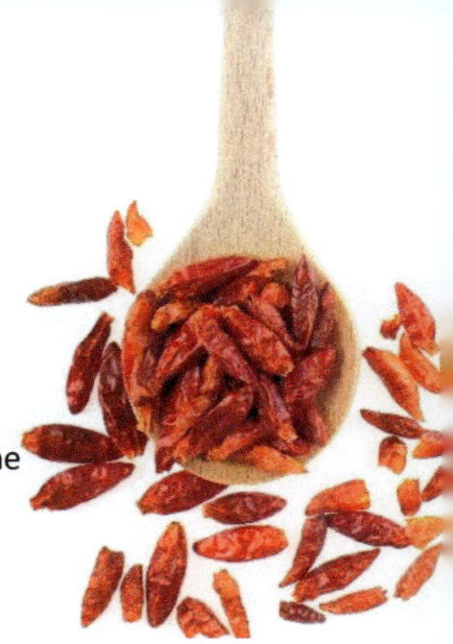

Scharfe Möhrensuppe

Zutaten für 4 Portionen:

500 g Möhren / 1 Chilischote, gehackt / 1 TL Ingwer, frisch und gehackt / 20 g Kürbiskerne / 150 ml Sahne
½ EL Gemüsebrühe / 50 ml Milch / 1 EL Zucker, braun / Öl / Kresse / Balsamico

Zubereitung:

Die Schale der Karotten entfernen und Karotte anschließend in Scheiben schneiden. Eine Pfanne erwärmen und die Kürbiskerne darin anrösten. In einer weiteren Pfanne Öl erhitzen, den Zucker hineingeben und karamellisieren lassen. Die Karotten hineingeben und mit Wasser ablöschen. Alles so lange köcheln lassen, bis die Karotten bissfest gegart sind. Anschließend alles in einen Mixer geben und pürieren. Zurück in den Topf füllen und Gemüsebrühe, Ingwer und Chilischote hinzugeben. Nochmals aufkochen lassen. Die Sahne einrühren und die fertige Suppe auf Tellern anrichten. In einem Topf die Milch aufschäumen und den Schaum auf die Suppe geben. Diese mit den Kürbiskernen und der Kresse garnieren und servieren.

Gemüsesuppe

Zutaten für 4 Portionen:

1 Tasse Erbsen / ¾ l Wasser / 4 Kartoffeln / 2 Lorbeerblätter / 1 Karotte / 1 Stängel Sellerie / 3 EL Crème fraiche
1 TL Zucker / 4 EL Sonnenblumenöl / 1 EL Kümmel / Salz und Pfeffer / Asant (Asafoetida) / etwas Dill

Zubereitung:

Die Erbsen in Wasser einlegen und über Nacht einweichen lassen. Am nächsten Tag zusammen mit dem Einweichwasser in einen Topf geben und aufkochen. Die Lorbeerblätter und das Dill hineingeben und für 30 Minuten kochen lassen. Währenddessen die Kartoffeln von der Schale befreien und in Würfel schneiden. Die Schale der Karotten entfernen und ebenfalls würfeln. Beides zur Suppe geben und nochmals für 30 Minuten köcheln lassen. Den Sellerie kleinschneiden und ebenfalls hinzufügen. Die Suppe stampfen und Crème fraiche hineinrühren. Mit Pfeffer, Salz, Zucker und Asafoetida abschmecken und für weitere 15 Minuten köcheln lassen. Zum Schluss die Suppe nochmals pürieren, dies nicht zu fein, damit noch Stückchen in der Suppe verbleiben. Öl in einen Topf geben, erhitzen und den Kümmel darin für 3-5 Minuten bei mittlerer Wärmezufuhr anrösten. Das Kümmel-Öl zur Suppe geben und auf Tellern angerichtet servieren.

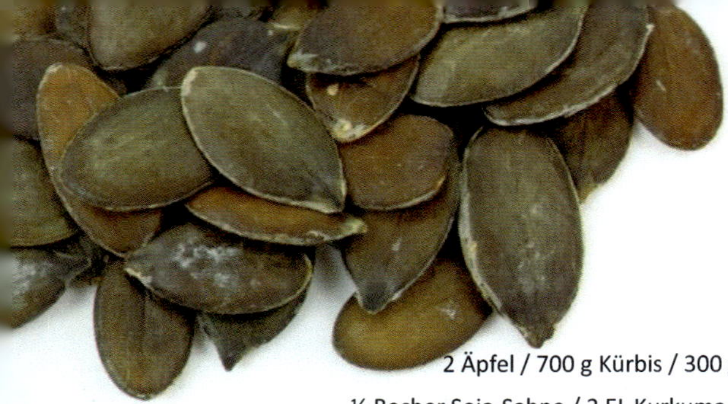

Kokos-Kürbissuppe

Zutaten für 6 Portionen:

2 Äpfel / 700 g Kürbis / 300 g Kartoffeln / 1 cm Ingwer / 1 Dose Kokosmilch / 500 ml Gemüsebrühe

½ Becher Soja-Sahne / 2 EL Kurkuma / 6 Safranfäden / ½ Bund Koriander / Kürbiskerne / 2 EL Ghee / Salz und Pfeffer

Zubereitung:

Den Kürbis waschen, vierteln, die Kerne entfernen und das Fruchtfleisch kleinschneiden. Die Äpfel schälen, entkernen und würfeln. Die Schale der Kartoffeln entfernen und ebenfalls in Würfel schneiden. Den Ingwer schälen und hacken. Das Ghee in einen Topf geben, erhitzen und Kurkuma und Ingwer darin für 1 Minute anrösten. Danach Kürbis, Kartoffeln und Äpfel hinzugeben und mitbraten. Alles mit der Kokosmilch und der Gemüsebrühe ablöschen und mit Safran, Salz und Pfeffer abschmecken. Bei mittlerer Wärmezufuhr für 20 Minuten köcheln lassen. Währenddessen den Koriander waschen und hacken. Die Suppe nach Garzeitende mit einem Stabmixer pürieren und nochmals nach Geschmack mit Salz und Pfeffer abschmecken. Zum Schluss die Suppe auf Tellern anrichten und mit Kürbiskernen, Koriander und Sahne garnieren.

Tomaten-Linsensuppe

Zutaten für 6 Portionen:

1 Hokkaidokürbis / 2 Zucchini / 3 Knoblauchzehen / 2 Zwiebeln / Ingwer, 4 cm / 300 g gelbe Linsen / 400 g Kirschtomaten / 1 Granatapfel

2 Avocados / 2 Limetten / 150 g griechischer Sahnejoghurt / 2 Lorbeerblätter / 2 EL Öl / 2 EL Agavendicksaft / 3 TL Gemüsebrühe (instant)

1 EL Currypulver / Salz und Pfeffer

Zubereitung:

Zunächst den Kürbis waschen, vierteln, die Kerne entfernen und das Fruchtfleisch in Würfel schneiden. Die Zucchini waschen und ebenfalls würfeln. Die Schale der Zwiebeln entfernen, halbieren und hacken. Den Knoblauch schälen und ebenfalls hacken. Den Ingwer schälen und würfeln. Öl in einen Topf geben, erhitzen und Zwiebeln, Knoblauch und Ingwer darin anrösten. Anschließend Kürbis und Zucchini hinzugeben und für 5 Minuten anbraten. Währenddessen die Linsen abspülen und ebenfalls in den Topf geben. 1 EL Curry hinzugeben und mit 1,4 l Wasser und dem Agavendicksaft ablöschen und aufkochen. Die Gemüsebrühe einrühren und die Lorbeerblätter hinzufügen. Die Suppe mit Salz und Pfeffer würzen und diese für 20 Minuten bei mittlerer Wärmezufuhr köcheln lassen. In der Zwischenzeit die Tomaten unter fließendem Wasser waschen und vierteln. Den Granatapfel halbieren und die Kerne mit einem Löffel herauslösen. Die Avocado halbieren, den Stein entfernen, das Fruchtfleisch mit einem Löffel herauslösen und kleinschneiden. Das Fruchtfleisch mit der Hälfte des Limettensaftes marinieren. Die Suppe grob pürieren und die Tomaten in der Suppe erwärmen. Mit Salz, Pfeffer und dem restlichen Limettensaft abschmecken. Auf Tellern anrichten, mit einem Klecks Joghurt, ein paar Avocadostücken und einigen Granatapfelkernen garnieren und servieren.

Mangoldsuppe

Zutaten für 6 Portionen:

1 EL dunkles Sesamöl / 1 Zwiebel / 50 g Langkornreis / 600 g Mangold, in Streifen / 150 g rote Linsen
1 rote Chili, entkernt und gehackt / 2 EL Apfelessig / 1 EL flüssiger Honig / ½ TL Salz / 500 ml Gemüsebouillon

Zubereitung:

Als erstes das Öl in eine Pfanne geben, erhitzen und die Zwiebeln zusammen mit dem Chili darin glasig andünsten. Den Reis hinzugeben und mit der Gemüsebouillon aufgießen. Alles bei mittlerer Wärmezufuhr für 15 Minuten garen lassen. Anschließend Mangold, Linsen und Salz hineingeben und vermengen. Bei geschlossenem Deckel für weitere 10 Minuten köcheln lassen. Dabei gelegentlich umrühren. Zum Schluss noch Apfelessig und Honig unterrühren und fertig ist der Eintopf.

Würzige Kohlsuppe

Zutaten für 4 Portionen:

2 Tassen Rosenkohl, geschnitten und halbiert / 1 Zwiebel, gewürfelt / 2 Selleriestangen, gewürfelt / 1 kleine Karotte, gewürfelt
½ kleiner Blumenkohlkopf, in Röschen geschnitten / 1 Bund frische Petersilie, gehackt / 1 TL Currypulver / 2 TL Kokosnussöl
2 Knoblauchzehen, gehackt / 2 TL geriebener Ingwer / ½ TL Kurkumapulver / ¼ TL Cayennepfeffer /½ Tasse vollfette Kokosnussmilch
3 Tassen natriumarme Gemüsebrühe / ½ TL rosa Himalaya-Salz / ½ Zitrone, hiervon den Saft / Frisch gemahlener schwarzer Pfeffer
2 TL Hanfherzen

Zubereitung:

Zwiebel, Knoblauch, Karotte, Sellerie und alle Gewürze in einen mittelgroßen Suppentopf geben, mit einem Teelöffel Wasser beträufeln und unter ständigem Rühren bei mittlerer Hitze 5-7 Minuten garen (man nennt dies auch Wasserbraten). Mit Gemüsebrühe und Kokosmilch aufgießen und bei mittlerer Wärmezufuhr zum Kochen bringen. Anschließend die Wärmezufuhr verringern und bei geringer Hitze 15 Minuten köcheln lassen. Dann Rosen- und Blumenkohl hinzugeben und nochmals 5 Minuten köcheln lassen (um die meisten Nährstoffe zu erhalten). Zusammen mit Limettensaft, Hanfherzen und gehackter Petersilie in den Mixer geben und pürieren. Mit Salz und Pfeffer abschmecken. Auf Tellern anrichten und mit gerösteten Pinienkernen garniert servieren.

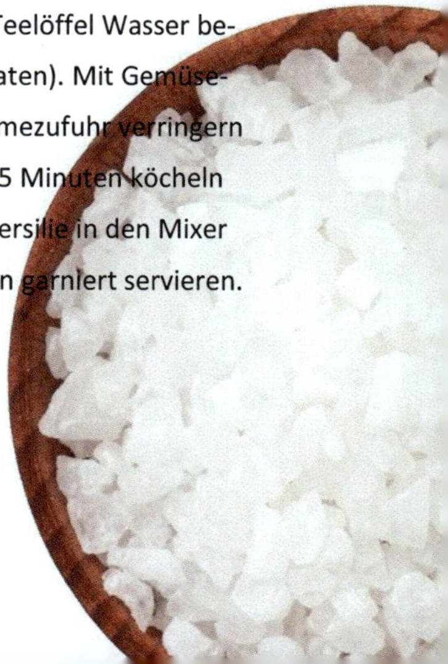

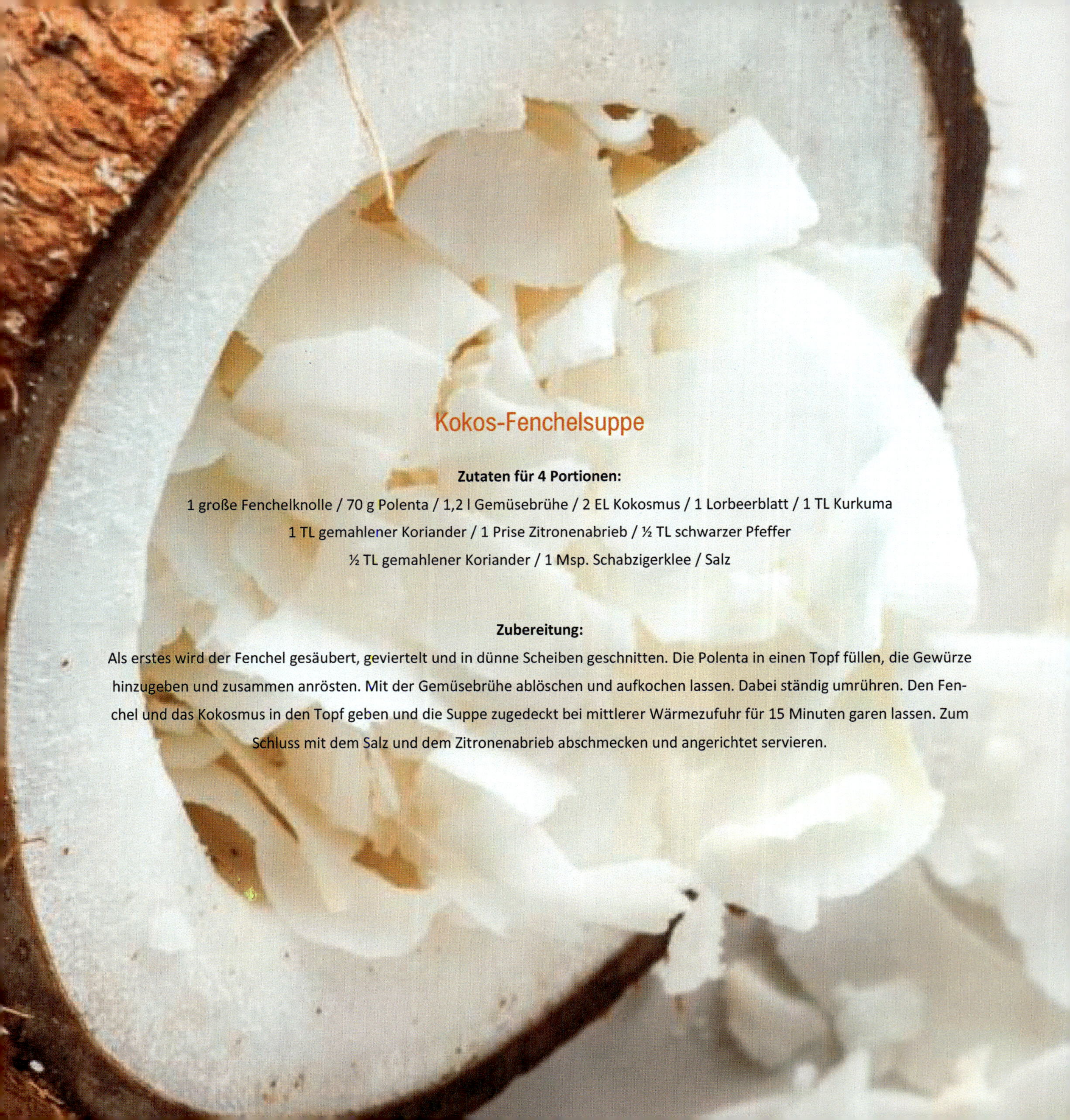

Kokos-Fenchelsuppe

Zutaten für 4 Portionen:

1 große Fenchelknolle / 70 g Polenta / 1,2 l Gemüsebrühe / 2 EL Kokosmus / 1 Lorbeerblatt / 1 TL Kurkuma

1 TL gemahlener Koriander / 1 Prise Zitronenabrieb / ½ TL schwarzer Pfeffer

½ TL gemahlener Koriander / 1 Msp. Schabzigerklee / Salz

Zubereitung:

Als erstes wird der Fenchel gesäubert, geviertelt und in dünne Scheiben geschnitten. Die Polenta in einen Topf füllen, die Gewürze hinzugeben und zusammen anrösten. Mit der Gemüsebrühe ablöschen und aufkochen lassen. Dabei ständig umrühren. Den Fenchel und das Kokosmus in den Topf geben und die Suppe zugedeckt bei mittlerer Wärmezufuhr für 15 Minuten garen lassen. Zum Schluss mit dem Salz und dem Zitronenabrieb abschmecken und angerichtet servieren.

Hauptspeisen

Herzhafter Pfannkuchen

Zutaten für 4 Portionen:

100 g Kichererbsenmehl / 100 g Vollkornreismehl / 240 ml Wasser, kalt / 4-6 EL Rapsöl / ½ TL Salz
1 TL Weinsteinbackpulver / 2 Zwiebeln / 1 Chilischote, rot / ½ Bund Koriander

Zubereitung:

Zuerst Kichererbsen- und Reismehl zusammen in eine Rührschüssel füllen und zusammen mit dem Wasser verquirlen. Salz und Backpulver hinzugeben und alles gut vermischen. Anschließend den Teig für ½ Stunde quellen lassen. Währenddessen die Zwiebel schälen, halbieren und zu Zwiebelringen verarbeiten. Die Chilischote waschen und ebenfalls in Ringe schneiden. Den Koriander putzen und zupfen. Nun 1 EL Öl in eine Pfanne geben, erhitzen und den Teig schöpfkellenweise hineingeben. Ein paar Zwiebelringe, Chilischeiben und Korianderblätter hinzugeben und den Pfannkuchen ausbacken. Wenn der Teig auf der Oberseite fest geworden ist, umdrehen und auch auf der anderen Seite ausbacken. Den Pfannkuchen kann man im Ofen bei 50° C so lange warmhalten, bis alle Pfannkuchen fertig sind.

Fruchtiges Kokoscurry

Zutaten für 4 Portionen:

1 kg Gurken / 3 Zwiebeln / 2 Knoblauchzehen / 2 TL Senfsamen / 500 ml Kokosmilch, dünn / 500 ml Kokosmilch, dick
1 EL Curry, mild / 1 Msp. Kurkuma, gemahlen / Kokosflocken / Meersalz

Zubereitung:

Zunächst die Gurken waschen, die Schale entfernen und in dünne Scheiben schneiden. Den Knoblauch und die Zwiebeln schälen. Den Knoblauch hacken und die Zwiebeln in Ringe schneiden. Nun die Gurken mit Knoblauch, den Zwiebeln, Senfsaaten, Kurkuma, Curry, Salz und dünner Kokosmilch in einen Topf füllen und bei hoher Wärmezufuhr zum Kochen bringen. Anschließend für 10-15 Minuten bei niedriger Wärmezufuhr köcheln lassen. Anschließend die dicke Kokosmilch hinzugeben, nochmals aufkochen lassen und mit etwas Curry abschmecken. Das Curry auf vier Teller verteilen, mit Meersalz und Kokosflocken garnieren und servieren.

Kichererbsencurry

Zutaten für 4 Portionen:

1 Süßkartoffel / 1 Knoblauchzehe / 1 Zwiebel / 100 g Spinat / 1 Dose Kichererbsen / 1 Dose Kokosmilch / 2 EL Ghee
½ l Gemüsebrühe / 1 Stück Ingwer, daumengroß / 1 Chilischote / 1 TL Currypulver / 1 TL Zitronensaft / 1 EL Rohrzucker
Salz und Pfeffer / Etwas Kreuzkümmel / Etwas Kardamom / Koriander, frisch / Cashewkerne / Kokosflocken

Zubereitung:

Zunächst werden Zwiebel, Knoblauch und Ingwer geschält und alles fein gehackt. Die Chilischote säubern und genauso fein hacken. Ghee in einen Wok geben, erhitzen und die Zwiebel zusammen mit Knoblauch, Ingwer und Chili hineingeben und anrösten. In der Zwischenzeit wird die Süßkartoffel geschält und in Würfel geschnitten. Spinat und Kichererbsen gründlich waschen. Nun die Süßkartoffel ebenfalls in den Wok geben und mit allen Gewürzen nach Geschmack würzen. Mit Gemüsebrühe ablöschen und mit der Kokosmilch auffüllen und köcheln lassen. Wenn die Süßkartoffel bissfest gegart ist, Kichererbsen und Spinat hinzugeben und mit Zitronensaft, Zucker, Salz und Pfeffer abschmecken. Das Curry zum Schluss ansprechend anrichten und mit Koriander, Cashewkernen und Kokosflocken garnieren.

Rosenkohl-Kürbis-Brot

Zutaten für 4 Portionen:

500 g Hokkaidokürbis / 500 g Rosenkohl / 200 g Feta / 2 Zwiebeln / 1 Chilischote / 1 Zitrone / 1 Apfel, säuerlich
1 Schälchen Kresse / 4 Scheiben Bauernbrot / 1 TL Currypulver / 1 TL Salz / 2 EL Olivenöl

Zubereitung:

Zuerst wird der Kürbis entkernt und kleingeschnitten. Die Zwiebeln werden geschält, halbiert und gehackt. Die Chilischote wird gesäubert und kleingeschnitten. Öl in einen Topf erhitzen und den Kürbis, Chili und Zwiebel hineingeben. Alles andünsten und mit Currypulver und Zitronensaft verrühren. Die Wärmezufuhr auf mittlere Stufe reduzieren, für 20 Minuten köcheln lassen und anschließend stampfen. Währenddessen den Rosenkohl waschen und die äußeren Blätter gegebenenfalls entfernen. Das Olivenöl in eine Pfanne geben, erhitzen und den Rosenkohl darin anbraten. Mit dem Salz würzen. Das Kürbispüree auf die Brote geben und mit Rosenkohl, Feta, dem geriebenen Apfel und der Kresse garnieren. Statt Kürbis könnte man als Alternative auch Süßkartoffeln nehmen.

Kitchari

Zutaten für 4 Portionen:

200 g gelbe Mung Dal / 100 g Basmati-Reis, Vollkorn / 125 g Möhren, geraspelt / 125 g Zucchini, geraspelt / 2 TL Garam Masala / 1,2 l Wasser
1 Stück Ingwer, daumengroß / 1 Stück Kurkumawurzel, daumengroß / ½ TL Kardamom / 2 EL Kokosflocken / ½ TL Pfeffer, schwarz / 2 EL Ghee
Jeweils 1 TL gemahlener Koriander, gemahlener Kreuzkümmel, Fenchelsamen, Meersalz
Jeweils 1 EL gemahlener Kurkuma, schwarze Senfsamen, Kreuzkümmelsamen

Zubereitung:

Zunächst die Mung Dal zusammen mit dem Reis für mindestens eine Stunde in Wasser einweichen. Das Wasser danach abgießen und Mung Dal und Reise noch gründlich abwaschen. Nun die Gewürze in eine Schale füllen. Ingwer und Kurkuma schälen und hacken. Das Ghee in einen Topf geben und erhitzen. Die Gewürze, Ingwer, Kurkuma und Kokosflocken hinzugeben. Bei mittlerer Wärmezufuhr eine Minute anbraten. Nun Mung Dal und Reis zusammen in den Topf füllen, kurz anbraten und mit Wasser ablöschen. Alles aufkochen lassen und anschließend die Wärmezufuhr reduzieren. Alles für ca. 20 Minuten köcheln lassen. Nach Garzeitende das Gemüse hinzugeben und alles für weitere 20 Minuten köcheln lassen. Dabei gelegentlich umrühren. Nach Bedarf mit Wasser anreichern. Währenddessen den Spinat putzen und kleinschneiden. 1 TL Senfsamen in eine Pfanne geben und anrösten. Da diese aufspringen am besten den Deckel aufsetzen. Etwas Ghee ebenfalls in der Pfanne zerlassen, den Spinat hineingeben und diesen bei mittlerer Hitze so lange braten, bis er zusammengefallen ist. Zum Schluss noch mit Salz und Pfeffer würzen und zusammen mit dem Kitchari servieren. Nach Geschmack mit Kokosjoghurt und Koriander toppen.

Buchweizenpfannkuchen

Zutaten für 10 Portionen:

150 g Buchweizenmehl / 50 g Kichererbsenmehl / 250 ml Wasser / 1 Prise Chili / ½ TL Asafoetida / 1 TL Kurkuma
1 TL Korianderkörner / 1 TL Kreuzkümmel / 1 TL Bockshornkleeblätter / 1 TL Kristallsalz / ½ TL Schwarzkümmel
Schwarzer Pfeffer / Kokosöl / 1 EL Petersilie, gehackt

Zubereitung:

Zunächst Buchweizen- und Kichererbsenmehl in einen Mixer geben, das Wasser hinzufügen und mixen. Die übrigen Zutaten, bis auf das Öl, in den Mixer füllen und erst langsam, dann immer schneller zu einem homogenen Teig verarbeiten. Das Öl in eine Pfanne geben, erhitzen und jeweils 3-4 EL Teig darin von beiden Seiten goldgelb ausbacken.

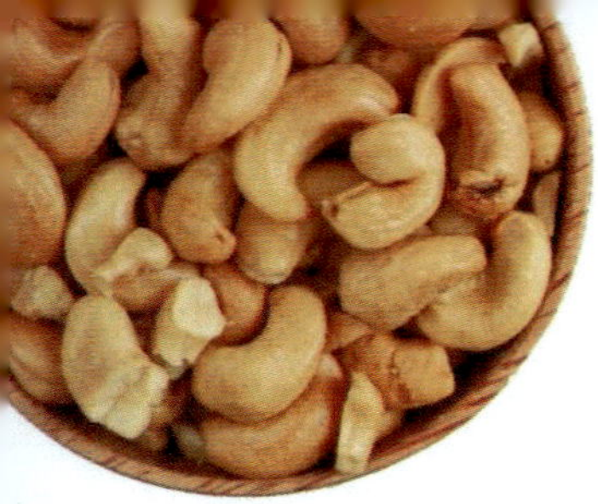

Blumenkohlcurry

Zutaten für 4 Portionen:

1 großer Kopf Blumenkohl / 400 g Kartoffeln / 1 Zwiebel / 2 Knoblauchzehe / 1 Stück Ingwer, 2 cm / 3 Zweige Koriander
3 EL Kokosmilch / 2 TL Mandelmus / 600 ml Gemüsebrühe / 2 EL Cashewkerne, geröstet und gesalzen
2 EL Currypaste / 2 TL Sesamöl / 1 Prise Salz / 1 Prise Pfeffer

Zubereitung:

Als erstes den Blumenkohl säubern und in Röschen schneiden. Die Kartoffeln schälen und würfeln. Die Zwiebel schälen und ebenfalls in Würfel schneiden. Den Knoblauch schälen und fein hacken, den Ingwer schälen und mit einem Hobel fein reiben. Nun Öl in einen Topf geben und erhitzen. Den Blumenkohl zusammen mit den Kartoffeln, den Zwiebeln und dem Ingwer für 3 Minuten anrösten. Knoblauch und Currypaste einrühren, mit der Kokosmilch ablöschen und der Gemüsebrühe aufgießen. Die Wärmezufuhr auf mittlere Hitze regulieren und bei geschlossenem Deckel für 20 Minuten köcheln lassen. Währenddessen den Koriander putzen und hacken. Das Curry mit Mandelmus, Pfeffer und Salz nach Geschmack würzen und mit dem gehackten Koriander und den Cashewkernen garniert servieren.

Frisches Erbsenpüree

Zutaten für 4 Portionen:

2 Paprikaschoten, rot und gelb / 2 Schalotten / 500 g Erbsen, TK / 50 g Butter / 1 Limette / 3 EL Olivenöl / 2 EL Sojasahne
3 Zweige Minze / 1 TL Currypulver / 1 EL Kräuter de Provence / ¼ TL Muskatnuss, gemahlen / 1 TL Salz / 1/3 TL Pfeffer

Zubereitung:

Zunächst die Paprikaschoten häuten, die Kerne entfernen und in Streifen schneiden. Die Schalotten schälen und würfeln. Die Limette halbieren und den Saft auspressen. Die Minze säubern und fein hacken. Nun Olivenöl in eine Pfanne geben, erhitzen und die Paprikastreifen für 5 Minuten anrösten. Mit Currypulver würzen. Anschließend die Butter in einem Topf zerlassen und die Schalotten für 3 Minuten glasig dünsten. Erbsen, Limettensaft und Sojasahne in den Topf füllen und alles gut miteinander vermischen. Zugedeckt bei mittlerer Wärmezufuhr für 8 Minuten garen. Mit Minze, Muskatnuss, Kräuter de Provence, Salz und Pfeffer würzen und weiter garen lassen. Den Topfinhalt mi dem Stabmixer pürieren. Das Erbsenpüree auf 4 Teller verteilen und mit der Paprika garnieren.

Süßkartoffelcurry

Zutaten für 4 Portionen:

500 g Süßkartoffeln / 500 ml Kokosmilch / 400 g Mangold / 200 g Möhren / 3 EL Pflanzencreme
2 EL Erdnussmus / 3 TL rote Currypaste / Salz und Pfeffer

Zubereitung:

Als erstes die Süßkartoffeln schälen und in Würfel schneiden. Die Schale der Möhren mit einem Sparschäler entfernen und in Scheiben schneiden. Den Mangold putzen, den Strunk heraustrennen und diesen in Streifen schneiden. Die Pflanzencreme in einer Pfanne zerlassen und Möhren und Mangoldstreifen darin anbraten. Anschließend die Süßkartoffelwürfel hineingeben und nochmals für 2 Minuten braten. Die Currypaste ebenfalls in die Pfanne geben und anschwitzen. Die Kokosmilch einfüllen und alles aufkochen lassen. Währenddessen die Mangoldblätter ebenfalls in Streifen schneiden und nach Garzeitende in die Pfanne geben. Bei mittlerer Wärmezufuhr und geschlossenem Deckel für 8 Minuten garen lassen. Gelegentlich umrühren. Zum Schluss das Erdnussmus hineingeben, verrühren und alles mit Salz und Pfeffer abschmecken. Gut passt dazu Reis oder indisches Naan-Brot.

Chicken Tikka Masala

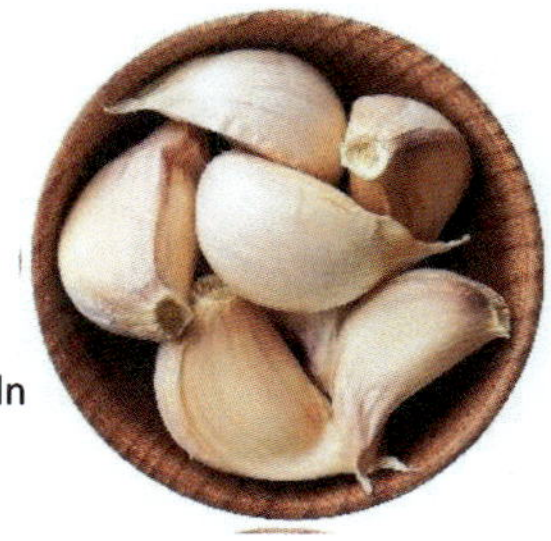

Zutaten für 4 Portionen:

800 g Hähnchenbrustfilet / 800 g stückige Tomaten / 200 g Reis / 150 ml Kokosmilch / 80 g Ingwer / 6 rote Zwiebeln
3 Knoblauchzehen / 1 Limette / 6 EL Naturjoghurt / 100 g Tikka-Masala-Würzmischung / 1 EL Erdnussöl
2 EL Tomatenmark / Koriander, gehackt / Salz und Pfeffer

Zubereitung:

Zunächst das Hähnchenbrustfilet gut abwaschen, mit einem Tuch trockentupfen und in mundgerechte Stücke schneiden. Den Reis nach Packungsanweisung garen. Die Würzmischung mit dem Joghurt verrühren und das Fleisch damit gut vermengen. Anschließend für mind. 1 Std. im Kühlschrank erkalten lassen. Währenddessen die Zwiebeln schälen und in kleine Würfel teilen. Den Knoblauch schälen und mit einem Messer fein hacken. Den Ingwer ebenfalls schälen und mit einem Hobel fein reiben. Öl in eine Pfanne geben und erwärmen. Zwiebeln, Knoblauch und Ingwer darin andünsten. Das Fleisch hineingeben und anbraten. Stückige Tomaten, Tomatenmark und 100 ml Wasser einrühren und kurz aufkochen lassen. Bei mittlerer Wärmezufuhr und geschlossenem Deckel für 10 Minuten garen. Währenddessen die Limette waschen und die Schale fein abreiben. Bei Garzeitende zusammen mit der Kokosmilch in die Pfanne füllen und alles nach Geschmack mit Salz und Pfeffer würzen. Das fertige Hühnchen mit dem Reis auf Tellern anrichten und mit dem Koriander garniert servieren.

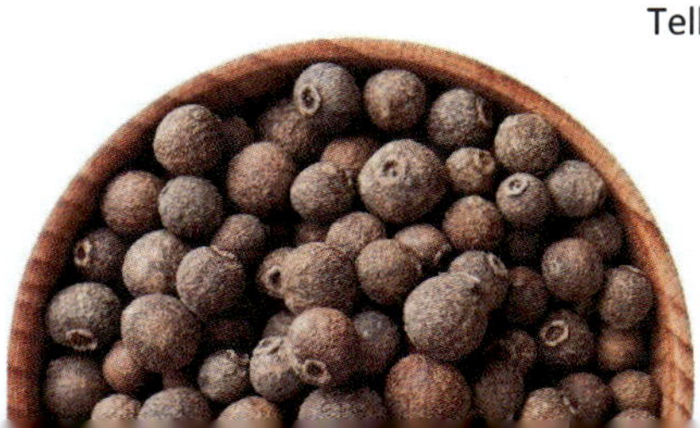

Mischgemüse mit Couscousbällchen

Zutaten für 4 Portionen:

500 g Staudensellerie / 150 g Couscous / 250 g Cocktailtomaten / 250 g Zucchini / 250 ml Orangensaft / 250 ml Gemüsebrühe
1 Glas Kichererbsen / 4 Zwiebeln / 1 Knoblauchzehe / 35 g Speisestärke / 4 EL Öl / 2 ½ EL Agavendicksaft / 1 TL Zitronensaft
1 EL Orangen-Senf-Soße / 1 EL Tomatenmark / 1 EL gehackte Petersilie / Kreuzkümmel / Salz und Pfeffer

Zubereitung:

Zuerst die Zwiebeln schälen, halbieren und in Würfel schneiden. 1 EL Öl in einer Pfanne erhitzen und die Hälfte der Zwiebeln darin andünsten. Mit 150 ml Wasser und dem Orangensaft ablöschen und den Couscous hinzugeben. Diesen für 5 Minuten quellen lassen. Anschließend die Stärke zusammen mit einem ½ EL Agavendicksaft, dem Zitronensaft und der Orangen-Senf-Soße unter den Couscous mischen und mit Salz, Kreuzkümmel und Pfeffer würzen. Nun die Kichererbsen abtropfen lassen. Den Sellerie säubern und in Rauten schneiden. Die Zucchini waschen und würfeln. Die Tomaten waschen. Die Schale des Knoblauchs entfernen und diesen fein hacken. 1 EL Öl in eine zweite Pfanne geben und erhitzen. Die restlichen Zwiebeln zusammen mit den Kichererbsen 5 Minuten garen. Den restlichen Agavendicksaft und das Tomatenmark einrühren und karamellisieren lassen. Jetzt den Knoblauch, die Zucchini, den Sellerie und die Tomaten ebenfalls in die Pfanne füllen und mitbraten. Mit der Brühe ablöschen und bei mittlerer Hitze für 5 Minuten köcheln lassen. Das Gemüse mit Salz, Kreuzkümmel und Pfeffer abschmecken, die Petersilie einrieseln lassen und untermischen. Aus dem Couscous werden nun ca. 16 Bällchen geformt. Das restliche Öl in einen flachen Topf geben, erhitzen und die Bällchen darin garen. Dabei immer wieder bewegen. Das Gemüse auf Tellern anrichten, die Bällchen auflegen und servieren.

Spinatpfanne

Zutaten für 4 Portionen:

1 kg Spinat / 100 g Belugalinsen / 600 ml Wasser / 2 Paprika, rot, gewürfelt / 1 grüne Chilischote, in kleine Ringe geschnitten
2 Zwiebeln, gewürfelt / 2 TL grünes Masalum / 1 Prise Salz / 1 EL Ghee

Zubereitung:

Zunächst den Spinat putzen. Wasser in einen Topf füllen und den Spinat darin für 5 Minuten kochen. Anschließend das Masalum hinzugeben und mit einem Pürierstab pürieren. Das Ghee in eine Pfanne geben, erhitzen und die Zwiebeln darin andünsten, bis sie glasig sind. Linsen und Chili hinzugeben und das Wasser hineingießen. Alles für 20-25 Minuten bei mittlerer Hitze garen lassen und danach den Spinat hinzugeben. Nochmal kurz aufkochen lassen und mit Salz abschmecken. Die Linsen-Spinat-Pfanne mit den Paprikawürfeln garnieren und servieren.

Paratha

Zutaten für 6 Portionen:

250 g Vollkornmehl / 1 TL Ghee / 150 g – 175 g Wasser / Eine Prise Salz / 3 Kartoffeln / ½ Zwiebel / ½ TL Kümmel / ½ TL Paprikapulver

Zubereitung:

Die Kartoffeln schälen, kleinschneiden, in einen Topf mit Wasser geben und weichkochen. Nun das Mehl in eine Schüssel geben und mit einer Prise Salz vermischen. Nach und nach das Wasser hinzufügen und zu einem, nicht allzu klebrigem Teig verkneten. 1 EL Öl hinzugeben, den Teig mit einem Geschirrtuch abdecken und für 1 Stunde gehen lassen. Wenn die Kartoffeln weich sind, diese mit den Gewürzen in einer Schüssel zerdrücken, Koriander und Zwiebel hinzugeben und gut vermischen, bis eine cremige Kartoffelmasse entsteht. Den Teig auf eine leichtbemehlte Arbeitsfläche geben und kleine Kugeln daraus formen, die anschließend rund ausgerollt werden. In die Mitte der Fladen jeweils 1-2 EL Kartoffel-Masse geben und wie ein Päckchen zusammenklappen. Dieses wieder kreisförmig flachrollen. Eine Pfanne ohne Öl erhitzen und die Teigfladen darin ausbacken. Sobald sich an der Oberseite kleine Bläschen bilden, wird der Fladen umgedreht und die Oberseite mit Ghee bestrichen. Nach 30 Sekunden erneut umdrehen und die andere Seite ebenfalls mit Ghee bestreichen.

Kürbisrisotto

Zutaten für 4 Portionen:

300 g Risottoreis / 1 Hokkaidokürbis / 2 rote Zwiebeln / 200 g Feldsalat / 1 l Gemüsebrühe / 4 TL Ziegenfrischkäse / 4 EL Kürbiskerne / Ghee
Jeweils ½ TL Kurkuma, Curryblätter, Bockshornklee, Kümmel, frischer Ingwer, Koriander

Zubereitung:

Zunächst den Kürbis halbieren, die Kerne entfernen und das Fruchtfleisch in Würfel schneiden. Die Zwiebel schälen, halbieren und hacken. Den Ingwer schälen und fein reiben. Den Salat gut putzen. Ghee in einen Topf geben, erwärmen und die Gewürze darin anrösten. Kürbis und Risottoreis hineingeben und anbraten. In einem zweiten Topf die Gemüsebrühe erhitzen und jeweils nach und nach 100 ml der Brühe zum Risotto geben. Es wird immer neue Brühe in den Topf gegeben, wenn der Reis die Brühe im Topf aufgesogen hat. Dabei ständig umrühren, bis das Risotto eine cremige Konsistenz angenommen hat. Nun den Topf vom Herd nehmen und das Risotto durchziehen lassen. Die Kürbiskerne in eine beschichtete Pfanne geben und darin anrösten. Zum Schluss das Risotto auf 4 Teller verteilen und mit Feldsalat, Ziegenfrischkäse und Kürbiskernen anrichten.

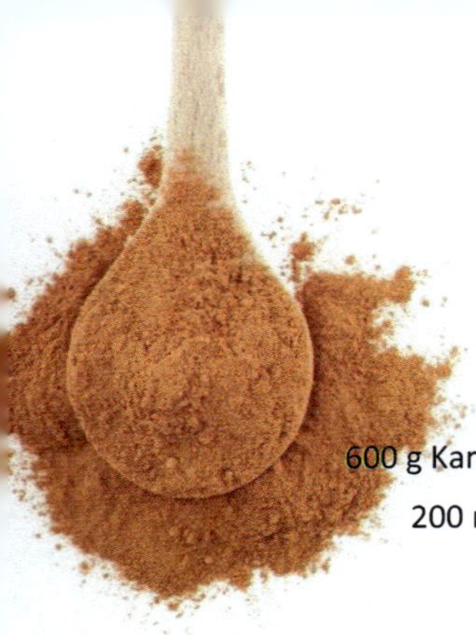

Kartoffel-Champignon-Auflauf

Zutaten für 4 Portionen:

600 g Kartoffeln / 400 g Champignons / 8 reife Tomaten / 2 Zwiebeln / 1 Prise Muskat / 2 EL Sesamöl, kaltgepresst
200 ml Sojamilch / 2 EL Sojamehl / 1 Prise Thymian / 1 Prise Kristallsalz / 1 Prise Majoran / 1 Prise Pfeffer

Zubereitung:

Die Kartoffeln in einen Topf mit Wasser geben und bissfest garen. Anschließend pellen. Währenddessen die Schale von den Zwiebeln entfernen und hacken. Die Champignons putzen und in Scheiben schneiden. Nun Öl in einer Pfanne erhitzen und die Zwiebeln darin glasig andünsten. Die Champignons hinzugeben und anbraten. Mit den Gewürzen abschmecken. Das Mehl in eine Rührschüssel geben und mit 2 EL Wasser vermengen In die Pfanne geben und bei niedriger Wärmezufuhr für 5 Minuten schmoren lassen. Diese Mischung nach Gar-zeitende in eine Auflaufform füllen. Die Tomaten unter fließendem Wasser abwaschen, in Scheiben schneiden und ebenfalls in die Form legen. In der Zwischenzeit den Backofen auf 200° C vorheizen. Anschließend noch die Kartoffeln zusammen mit der Sojamilch pürieren und Salz, Pfeffer, Öl und Muskat untermischen. Das Püree auf dem Gemüse als Haube verteilen und den Auflauf für 20 Minuten im Backofen goldbraun backen.

Ayurvedische Tofupizza

Zutaten für 4 Portionen:

500 g Maismehl / 4 Tomaten / 20 grüne Oliven, entsteint und zerkleinert / 200 g Tofu, klein gewürfelt / 200 ml lauwarmes Wasser
2 TL Kräuter de Provence / 2 TL rotes Masalum / 1 EL Olivenöl / 1 Prise Salz / Frische Basilikumblätter

Zubereitung:

Zuerst wird der Backofen auf 180° C vorgeheizt. Anschließend das Mehl in eine Schüssel geben und mit den Kräutern und dem Salz vermengen. Das Wasser nach und nach hinzugeben und alles zu einem homogenen Teig verkneten. Sollte der Teig zu fest werden, hilft es, einfach noch etwas Wasser hinzuzugeben, dann wird er wieder lockerer. Nun den Teig auf ein mit Backpapier ausgelegtes Backblech verteilen. Die Tomaten unter fließendem Wasser waschen und in Würfel schneiden. Diese mit Masalum, Olivenöl, 1 EL Wasser und den Oliven vermengen und mit Salz abschmecken. Anschließend die Tomatenmasse auf dem Pizza-Teig verteilen und die Tofuwürfel auflegen. Das Backblech in den Ofen schieben und für 8-10 Minuten backen. Zum Schluss die Pizza mit den Basilikumblättern garnieren.

Ayurvedische Burger

Zutaten für 4 Portionen:

200 g Quinoa / 500 g gemischtes Saisongemüse / 4 TL gelbes Masalum / 4 TL frische Kräuter, fein gehackt
2 EL Kichererbsenmehl / Salz

Zubereitung:

Zuerst wird das Quinoa nach Packungsanweisung zubereitet. Anschließend wird das Gemüse gewaschen, in Würfel geschnitten und in einem Topf mit Wasser bissfest gegart. Währenddessen den Backofen auf 200° C vorheizen. Nun das Quinoa mit dem Gemüse vermengen und mit Salz würzen. Mit feuchten Händen Burger aus der Quinoamasse formen und auf ein mit Backpapier belegtes Backblech legen. Für 8-10 Minuten die Burger fertig backen und genießen.

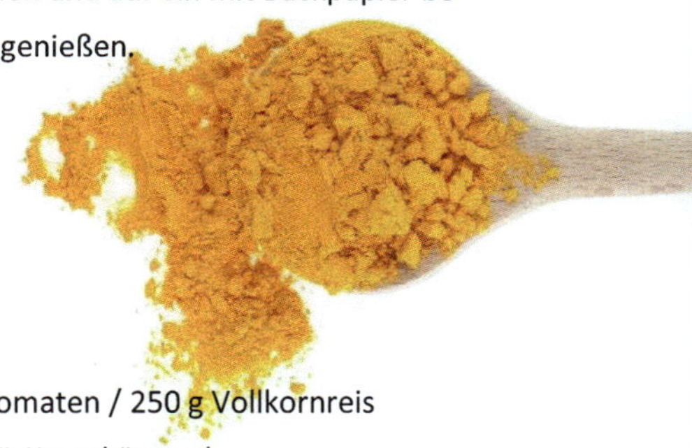

Herbstliches Chili

Zutaten für 6 Portionen:

1 kleiner Hokkaido / 2 große Süßkartoffeln / 1 Dose Kidneybohnen / 2 Dosen gehackte Tomaten / 250 g Vollkornreis
1 Chilischote / 1 cm Ingwer / 1 Zwiebel / 2 EL Tomatenmark / 2 EL Ghee / 2 TL Kreuzkümmel
2 TL Zimt / 2 EL Paprikapulver / Salz und Pfeffer

Zubereitung:

Zunächst den Reis zubereiten. Hierfür einen Teil Reis und zwei Teile Wasser zusammen mit 1 TL Salz in einen Topf geben und für 30 Minuten bissfest garen lassen. Währenddessen die Schale der Zwiebel entfernen und fein würfeln. Den Ingwer schälen und hacken. Die Chilischote waschen und ebenfalls hacken. Die Süßkartoffel schälen und würfeln. Den Kürbis waschen, halbieren, die Kerne entfernen und das Fruchtfleisch in Würfel schneiden. Ghee in einen Topf geben, erwärmen und die Gewürze zusammen mit Chili, Zwiebel und Ingwer anrösten. Süßkartoffeln und Kürbis hinzugeben und für 1 Minuten anbraten. Anschließend die Bohnen incl. der Flüssigkeit, die gehackten Tomaten und das Tomatenmark in den Topf geben und mit 1 ½ Dosen Wasser auffüllen. Mit Salz und Pfeffer abschmecken. Alles zusammen für 30 Minuten kochen lassen. Zum Schluss den Reis abgießen und zusammen mit dem Chili auf Tellern anrichten.

Pommes mit Tomatenchutney

Zutaten für 4 Portionen:

1,5 kg Kartoffeln, in 1 cm dicke Stifte geschnitten / 2 Knoblauchzehen, gehackt / 1 Dose gehackte Tomaten
1 Zwiebel, gehackt / 4 EL Olivenöl / 2 EL Mehl / 1 EL Akazienhonig / 1 ½ TL scharfer Curry / 3 EL Aceto Balsamico
2 TL Salz / Etwas Pfeffer / ¼ TL Cayennepfeffer

Zubereitung:

1 EL Öl in eine Pfanne geben, erhitzen und Zwiebeln und ½ TL Curry andünsten. Die Tomaten, das Aceto Balsamico und den Honig hinzugeben und aufkochen lassen. Anschließend die Wärmezufuhr verringern. Den Knoblauch hineingeben, mit Salz abschmecken und für 30 Minuten garen lassen. Das Chutney abkühlen lassen. Währenddessen die Kartoffel-Stifte in einer Schüssel zusammen mit Mehl und 3 EL Olivenöl vermischen. Zwei Backbleche mit Backpapier auslegen und die Kartoffel-Stifte darauf verteilen. Für 50 Minuten bei 200° C backen. Die fertigen Pommes zum Schluss mit den übrigen Gewürzen vermengen und zusammen mit dem Chutney anrichten.

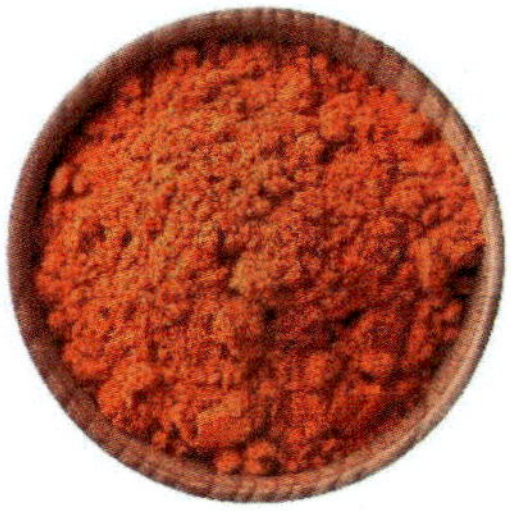

Zucchini-Mangold-Pfanne

Zutaten für 4 Portionen:

8 Kartoffeln / 2 Zucchini / 1 Mangold / 8 Tomaten / 30 g Ingwer / 2 EL Fenchelsamen / 2 EL Senfsamen, schwarz
2 TL Kümmel / 10 Körner Piment / 1 TL Kardamom / 3 TL Thymian, getrocknet / 1 Schuss Rosenwasser / Etwas Sahne
Salz und Pfeffer / Etwas Fett

Zubereitung:

Die Schale der Kartoffeln entfernen und kleinschneiden. Die Zucchini waschen und in Würfel schneiden. Den Strunk des Mangolds entfernen und in feine Streifen schneiden. Öl in eine Pfanne geben, erwärmen und die Kartoffeln darin bei geschlossenem Deckel und mittlerer Wärmezufuhr dünsten. Wenn die Kartoffeln bissfest gegart sind, den Deckel entfernen und die Wärmezufuhr erhöhen. Die Gewürze zusammen mit dem geriebenen Ingwer und dem Thymian in einen Mörser geben und zerstoßen. Zusammen in die Pfanne geben und anbraten. Die Wärmezufuhr wieder verringern und Zucchini und Mangold in die Pfanne geben. Mit der Sahne und dem Rosenwasser ablöschen. Aufkochen lassen und mit Salz und Pfeffer abschmecken. Die Zucchini-Mangold-Pfanne auf den Tellern anrichten und genießen.

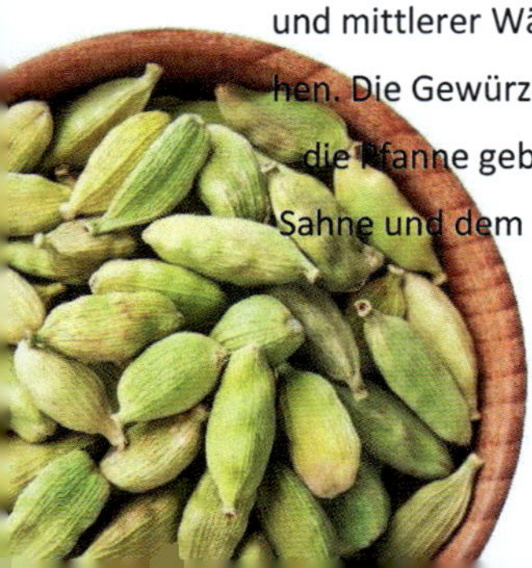

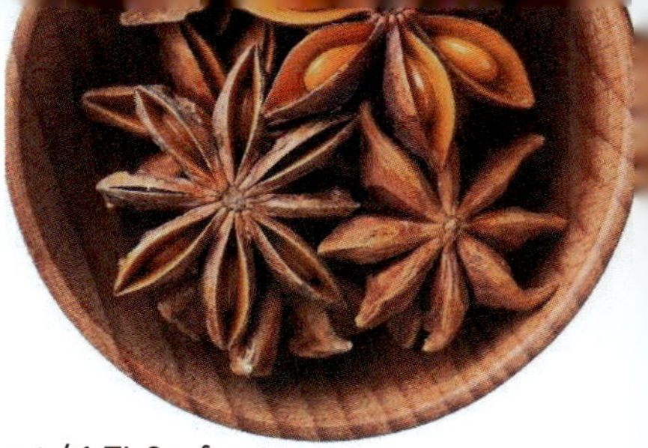

Rote Bete Pfanne

Zutaten für 4 Portionen:

500 g Rote Bete / 250 g Tomaten, gehackt / 2 TL Ghee / 2 Gewürznelken / 1 Chilischote, entkernt / 1 TL Senfsaat
1 TL Koriandersamen, gemahlen / 1 TL Kreuzkümmelsaat, gemahlen / ½ TL Ingwer, gemahlen / ½ TL Bockshornkleesamen
1 Zweig Salbeiblätter / 2 Msp. Hing/Asafoetida / Kokosjoghurt / Salz und Pfeffer

Zubereitung:

Die Schale der Rote Bete entfernen und in Würfel schneiden. Diese sollten ½ cm groß sein. Anschließend 1 TL Ghee in eine Pfanne geben, erhitzen und Nelken, Hing, Kreuzkümmel, Chili und Bockshornkleesamen darin für 1 Minute anrösten. Die Wärmezufuhr erhöhen und die Rote Bete hineingeben. Ebenfalls für 1 Minute braten und mit 250 ml Wasser ablöschen. Aufkochen lassen und bei verringerter Wärmezufuhr für 15 Minuten garen lassen. Nach Garzeitende die restlichen Ge-würze und die Tomaten hinzugeben und nochmals für 10 Minuten garen. Das restliche Ghee in einem Topf erhitzen und die Salbeiblätter darin anbraten. Das Curry auf Tellern anrichten und mit einem Klecks Kokosjoghurt und den Salbeiblättern garnieren. Es passen sehr gut Reis oder Hirse dazu.

Ayurvedische-Tajine

Zutaten für 6 Portionen:

500 g Tomaten, entkernt, gewürfelt / 400 g Sellerie, in 2 cm großen Würfeln / 200 g getrocknete Kichererbsen, 12 Std. eingeweicht / Butterflocken
200 g Möhren, in 2 cm großen Würfeln / 100 g entsteinte Dörrpflaumen / 3 rote Zwiebeln, in Streifen / 3 Knoblauchzehen, in Scheiben
2 Thymianzweige / 1 EL Paprika / 1 Zimtstange, halbiert / 1 Briefchen Safran / ½ TL Kreuzkümmel / 300 ml Gemüsebouillon / Etwas Cayennepfeffer

Zubereitung:

Einen Römer- oder Brattopf ohne den Deckel in die untere Hälfte des Ofens stellen und diesen auf 180° C vorheizen. Den heißen Topf aus dem Ofen nehmen und alle Zutaten hineingeben und vermengen. Mit der Bouillon aufgießen und mit Butterflocken belegen. Den Auflauf für 50 Minuten bei geschlossenem Deckel garen. Zur Gemüse-Tajine passt besonders gut Reis, Couscous oder auch ein Fladenbrot.

Brokkoli mit Curryreis

Zutaten für 4 Portionen:

240 g Basmatireis / 300 g Brokkoli / 80 g Rosinen / 2 Limetten / 2 Paprikaschoten, rot / 2 Chilischoten, rot
2 Mango / 80 g Ingwer / 600 ml Gemüsebrühe / 30 g Kokosöl / 4 Kardamomkapseln / 4 TL Currypulver / Meersalz

Zubereitung:

Den Brokkoli putzen und in Röschen teilen. Den Ingwer schälen und fein raspeln. Die Mangos schälen, die Kerne entfernen und das Fruchtfleisch würfeln. Die Chilischoten waschen und in dünne Ringe hacken. Die Paprika waschen, entkernen und würfeln. Die Limetten halbieren und auspressen. Das Kardamom in einen Mörser geben und zerstoßen. Die Rosinen unter fließendem, heißem Wasser waschen. Nun das Öl in einen Topf geben und erhitzen. Ingwer, Kardamom und Reis darin anrösten. Mit der Gemüsebrühe ablöschen und das Currypulver einrühren. Bei geschlossenem Deckel und geringer Wärmezufuhr für 12-15 Minuten kochen lassen. Währenddessen den Brokkoli in einem Topf mit Salzwasser ca. 2-3 Minuten bissfest garen. Anschließend abgießen und unter fließendem, kaltem Wasser abschrecken. 2 Minuten vor Garzeitende Brokkoli, Mango, Paprika, Chili, Rosinen und Limettensaft zum Reis geben und gut vermischen. Zum Schluss noch mit Meersalz abschmecken und genießen.

Tomatenreis

Zutaten für 4 Portionen:

2 Tassen Basmatireis / 2 Tomaten / 1 Paprikaschote / 2 Chilischote / 100 g Pinienkerne / 5 Tassen Wasser / 2 TL Ghee
1 TL Bockshornklee / 1 TL Kreuzkümmel / 2 TL Schwarzkümmel / ½ TL Kurkuma / ½ TL Garam Masala / Salz / Koriandergrün, frisch

Zubereitung:

Zunächst das Ghee in einem Topf erhitzen. Bockshornklee und Kreuzkümmel darin anrösten und den Reis hinzugeben. Währenddessen die Tomaten unter fließendem Wasser waschen und vierteln. Die Chilischoten waschen, die Kerne herauslösen und kleinschneiden. Die Paprika waschen, entkernen und würfeln. Alles zusammen in den Mixer geben und pürieren. Anschließend das Gemüsepüree in den Topf zum Reis geben und zusam-men mit Kreuzkümmel und Schwarzkümmel vermischen. Wasser hinzugeben und mit Salz abschmecken. Nun so lange kochen lassen, bis das Wasser fast verkocht ist. Dann Garam Masala und die Pinienkerne hinzugeben. Den Topf von der Hitze nehmen und den Reis ohne Wärmezufuhr fertig garen lassen. Den Reis auf den bereitgestellten Tellern anrichten und mit dem Koriandergrün garnieren.

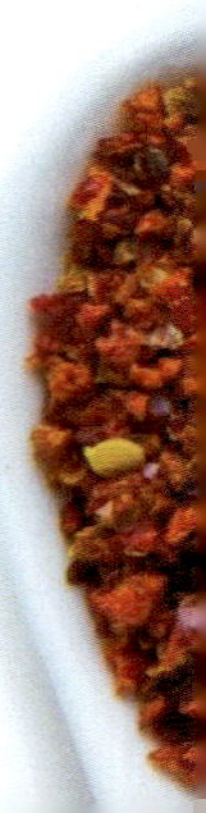

Gewürzreis

Zutaten für 4 Portionen:

2 Tassen Reis / 1 TL Kreuzkümmel / 1 TL Kurkumapulver / 1 EL Pflanzenfett / 4 Tassen Wasser

Zubereitung:

Zunächst den Reis für 2 Minuten in einem Topf ohne Fett anrösten. Dabei gelegentlich umrühren. Anschließend Kreuzkümmel und Kurkuma untermischen und mitrösten. Mit dem Wasser aufgießen und für ein paar Minuten garen lassen. Den Topf von der Hitze nehmen und den Deckel mit einem Geschirrtuch abdecken. Den Reis zugedeckt quellen lassen. Sobald das Wasser vom Reis aufgenommen wurde 1 EL Fett hinzugeben und vermengen. Die Quellmethode sorgt dafür, dass dem Reis nicht alle Nährstoffe verloren gehen. Sicher kann man den Reis auch wie gewöhnlich kochen, dabei gilt allerdings die Wassermenge 1,5 X Reismenge.

Gebackenes Gemüse

Zutaten für 6 Portionen:

1 Hokkaidokürbis, klein / 400 g Karotten / 2 Zweige Rosmarin / 2 EL Olivenöl / ½ TL Zimt / Salz und Pfeffer

Zubereitung:

Zuerst den Backofen auf 200° C vorheizen. Anschließend den Kürbis waschen, halbieren, die Kerne entfernen und in 2 cm dicke Scheiben schneiden. Die Schale der Karotten entfernen und dies Karotten der Länge nach vierteln. Ein Backblech mit Backpapier auslegen und Kürbis- und Karottenstreifen darauf so verteilen, dass sie nicht übereinander liegen. Den Rosmarin abzupfen und grob hacken. Zusammen mit Olivenöl, Pfeffer, Salz und Zimt vermischen und über dem Gemüse verteilen. Anschließend mit den Händen gut vermengen, damit die Marinade das komplette Gemüse ummantelt. Zum Schluss das Backblech für 30 Minuten in den Ofen stellen. Nach der Hälfte der Zeit das Gemüse einmal wenden.

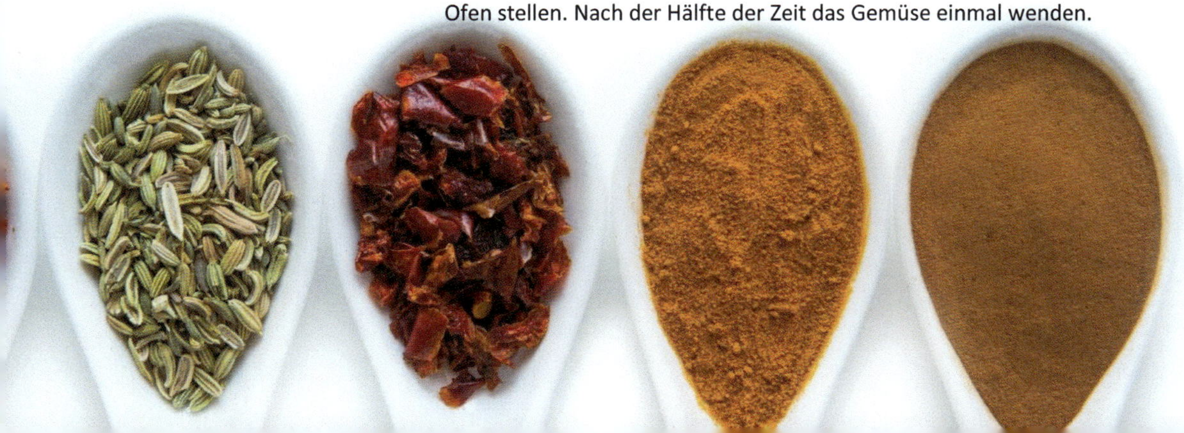

Chutneys und Saucen

Tikka -Masala-Sauce

Zutaten für 4 Portionen:

4 Tomaten, gewürfelt / 1 EL Reismehl / ½ TL frischen Ingwer / ½ TL Chilipulver / ¼ TL Salz

je 1 TL Amchur, Tandoori Masala (Fertigmischung) und brauner Zucker

500 ml lauwarmes Wasser und 200 ml Schlagsahne, gemischt / 1 EL Ghee

Zubereitung:

Für die Sauce einfach alle Zutaten, bis auf das Ghee in eine hohe Rührschüssel geben und mit einem Pürierstab pürieren. In einem Topf das Ghee erhitzen und das Püree darin aufkochen lassen. Im Anschluss die Sauce abkühlen lassen und in ein Glas füllen. Die zubereitete Sauce hält sich 4 bis 5 Tage im Kühlschrank.

Ghati Sauce

Zutaten für 4 Portionen:

100 g Kokosflocken / Je 1 TL Tridosha Masala und Xacuti Masala / Je 1 TL Kurkuma, Amchur und brauner Zucker

500 ml Kokosmilch, gemischt mit 200 ml lauwarmem Wasser / ¼ TL Salz / 1 EL Ghee

Zubereitung:

Auf für die Ghati-Sauce alle Zutaten, bis auf das Ghee in ein Rührgefäß geben und mit dem Pürierstab pürieren. Anschließend das Ghee in einem Topf erhitzen und die Sauce darin aufkochen. Danach auskühlen lassen und in ein Glas füllen. Die Sauce hält sich 4 bis 5 Tage im Kühlschrank. Saucen können auch portionsweise eingefroren werden. Vor dem Verzehr sollten sie allerdings einen Tag vorher aufgetaut werden.

Malabari Sauce

Zutaten für 4 Portionen:

100 g Kokosflocken / 12 frische Basilikumblätter / 7 Curryblätter / 1 frische grüne Chilischote

Je 1 TL Amchur, Bockshornkleeblätter, Kapern und brauner Zucker / 600 ml Sojamilch, ¼ TL Salz / 1 EL Ghee

Zubereitung:

Für die Malabari Sauce bis auf das Ghee, alle Zutaten in ein hohes Rührgefäß geben und mit dem Pürierstab pürieren. Das Ghee in einem Topf erhitzen und das Püree darin aufkochen lassen. Die Sauce abkühlen lassen und in ein Glas füllen. Die Sauce hält sich 4-5 Tage im Kühlschrank.

Quittenchutney mit Feigen

Zutaten für 4 Portionen:

6 Feigen, getrocknet / 3 Quitten / 2 TL Ingwer, frisch und gerieben / 1 Chilischote, grün / 4 EL Agavendicksaft

1 EL Limettensaft / 1 EL Sesamöl / 1 TL Senfsamen, braun / ½ TL Asafoetida / 1 TL Kurkuma / ¼ TL Kardamom / 1 Prise Salz

Zubereitung:

Zunächst die Feigen in Würfel schneiden. Die Quitten schälen, die Kerne entfernen und in Spalten schneiden. Anschließend Öl in einem Topf erhitzen und die Senfsamen darin anrösten. Asafoetida und Kurkuma hinzugeben, mitrösten und mit Wasser ablöschen. Nun Quitten, Feigen, Agavendicksaft, Ingwer, Chili, Salz und Zitronensaft hinzufügen und verrühren. Das Chutney so lange kochen, bis die Quitten weich geworden sind. Danach nochmals für 10 Minuten bei niedriger Wärmezufuhr ziehen lassen und lauwarm servieren.

Apfelchutney mit Feigen

Zutaten für 4 Portionen:

400 g Feigen, gewürfelt / 4 Äpfel, gewürfelt / 6 EL Wasser / 6 EL Tamarindenpaste / 6 EL Rohzucker
4 EL Ingwer, gehackt / 1 TL Kardamompulver / 1 TL Salz / Etwas Pfeffer

Zubereitung:

Alle Zutaten zusammen in eine Pfanne geben und aufkochen. Dabei gelegentlich umrühren. Bei mittlerer Wärmezufuhr für 20 Minuten einkochen lassen. Fertig ist das Chutney!

Kürbischutney

Zutaten für 4 Portion:

500 g Butternutkürbis, gerieben / 1 Zimtstange / ½ EL Butter / 3 EL Akazienhonig / 1 l Wasser / 1 Peperoncino, rot
4 EL Weißweinessig / ½ TL Salz / ½ TL Zimt

Zubereitung:

Die Butter in einer Pfanne erhitzen. Kürbis und Zimt hineingeben und anbraten. Mit dem Wasser ablöschen und alle Zutaten, außer dem Essig, hinzufügen. Für 5 Minuten bei niedriger Wärmezufuhr köcheln lassen. Dabei gelegentlich umrühren. Anschließend den Essig einrühren und nochmals für 5 Minuten köcheln. Zum Schluss die Zimtstange herausnehmen und fertig ist das Kürbis-Chutney!

Roter Paprikadip

Zutaten für 4 Portionen:

300 g Paprikaschoten, rot / 80 g Cashewkerne, ungesalzen / 4 EL Sahne / 4 EL Olivenöl / 4 TL Senf
2 TL Paprikapulver, edelsüß / 2 TL Thymian / 1 TL Kreuzkümmel / 2 TL Salz

Zubereitung:

Zunächst die Paprikaschoten waschen, entkernen und grobe Stücke schneiden. Öl in eine Pfanne geben, erhitzen und die Cashewkerne darin zusammen mit dem Kreuzkümmel anrösten. Paprika und Thymian in die Pfanne geben und für 5 Minuten braten lassen. Anschließend auskühlen lassen. Alles in den Mixer geben, Senf, Sahne und Salz hinzufügen und pürieren.

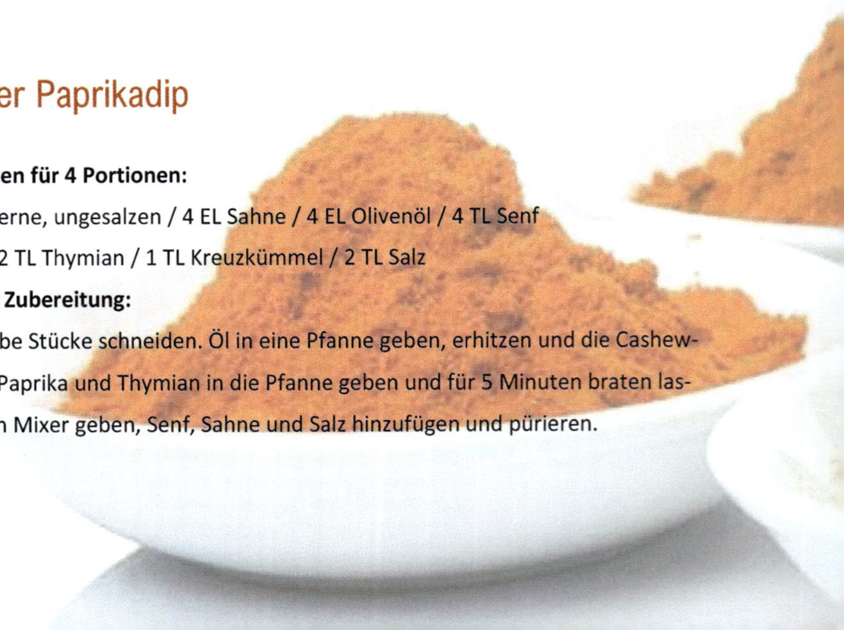

Desserts

Bananen-Dattelbrot

Zutaten für 1 Brot:

400 g reife Bananen / 50 g Dattelsüße / 250 g Dinkelmehl / 80 g Olivenöl / 10 g Backpulver / 1 EL Ghee
1 EL Sesam / 1 TL Zimt / 1 TL Kardamom, gemahlen

Zubereitung:

Zuerst den Backofen auf 170° C vorheizen. Die Bananen schälen, in eine Schüssel geben und mit einer Gabel zerquetschen. Anschließend Öl, Zucker, Ghee und die Gewürze hinzugeben und alles vermengen. Mehl und Backpulver ebenfalls hinzugeben und gut vermischen, bis ein homogener Teig entsteht. Am besten mit den Händen zu einer Kugel verarbeiten. Eine Brotbackform einölen oder mit Backpapier auslegen und den Teig darin gleichmäßig verteilen. Mit dem Sesam garnieren und für 50 Minuten im Backofen backen. Sollte die Oberseite des Brotes zu dunkel werden, etwas Alufolie oben auflegen. Mit einem Holzstäbchen prüfen, ob das Brot fertig ist.

Süßes Ingwerbrot

Zutaten für 1 Brot:

4 EL Ingwer, gerieben / 1 Tasse Kefir / 1 Tasse Honig / 2 Eier, getrennt / 1 Tasse Dinkelmehl, Typ 630 / 2 TL Backpulver
½ Tasse Öl / 1 EL Vanille / 1 EL Zimt / 1 Msp. Cayennepfeffer / 1 Prise Salz

Zubereitung:

Zunächst das Eiweiß in ein hohes, ausgespültes Rührgefäß geben und zu Schnee verarbeiten. Das Eigelb in Schälchen geben und verquirlen. Öl und Honig in einer weiteren Schüssel vermengen und Kefir und Eigelb untermischen. Nun das Mehl sieben und zu der Öl-Mischung geben. Backpulver, Salz, Gewürze und Ingwer ebenfalls hineingeben und alles vermischen. Anschließend den Eischnee vorsichtig unterheben. Eine Kastenform mit Backpapier auslegen und den Teig darin gleichmäßig verteilen. Im vorgeheizten Backofen bei 180° C für 45 Minuten backen.

Mandel-Aprikosen-Balls

Zutaten für 12 Portionen:

75 g Aprikosen / 100 g Haferflocken / 75 g Mandelkerne, im Ofen bei 160° C für 10 Min. rösten / 2 EL Kokosöl / 1 TL Kurkuma
1 EL Ahornsirup / 1 TL Zimt / 1 Prise Meersalz / Kokosflocken zum Wälzen

Zubereitung:

Zunächst die Haferflocken in eine Schüssel geben und mit Zimt, Salz und Kurkuma vermengen. 1 EL geschmolzenes Kokosöl hinzugeben und vermischen. Nun Mandeln, Aprikosen und 1 EL Kokosöl in einen Mixer geben und zerkleinern, aber nicht fein pürieren. Es sollten noch Stückchen vorhanden sein. Die Aprikosen-Mischung unter die Haferflocken mischen, den Ahornsirup hinzugeben und mit feuchten Händen kleine Bällchen aus der Masse formen. Anschließend die Bällchen für 1 Stunde trocknen lassen, bevor sie in den Kokosflocken gewälzt werden. Im Kühlschrank halten sie sich ungefähr eine Woche. Einfrieren geht auch.

Rosinen-Mandel-Balls

Zutaten für 12 Portionen:

200 g Kichererbsenmehl / 180 g Ghee / 120 g Kokosblütenzucker / 100 g Mandeln, gemahlen
2 EL Rosinen / ½ TL Vanille / ½ TL Zimt

Zubereitung:

Das Ghee in eine Pfanne zusammen mit dem Kichererbsenmehl geben und bei niedriger Wärmezufuhr für 15 Minuten erwärmen, dabei ständig rühren. Wenn die Masse cremig geworden ist, werden Rosinen, Mandeln, Gewürze und Kokosblütenzucker hinzugefügt und verrührt. Anschließend die Masse gut auskühlen lassen und mit den Händen zu kleinen Bällchen formen. Diese können im Kühlschrank aufbewahrt werden.

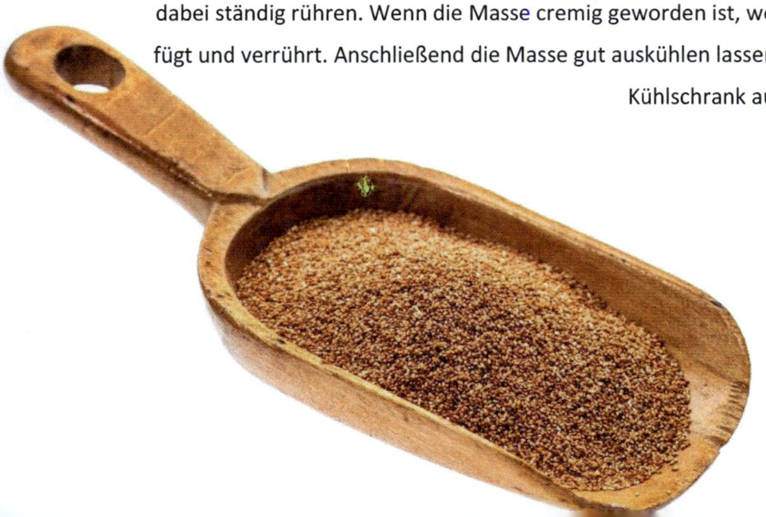

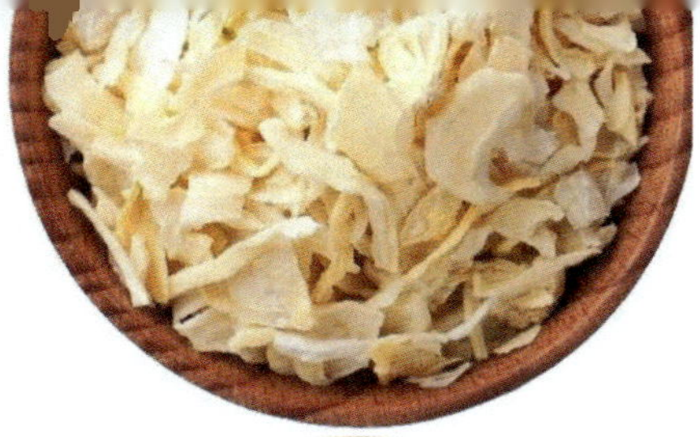

Mango-Gewürzeis

Zutaten für 4 Portionen:

2 reife Mangos / 250 ml Sahne / 1 Prise Kardamom / 1 Prise Zimt / 1 Prise Bourbon-Vanille / Etwas Ahornsirup / Etwas Rosenblütenwasser

Zubereitung:

Zunächst die Mango schälen, den Stein entfernen und das Fruchtfleisch zerkleinern. Dieses in einen Mixer geben und zu Mangopüree verarbeiten. Die Sahne in ein hohes, ausgespültes Rührgefäß geben und steif schlagen. Die steifgeschlagene Sahne unter das Mangopüree heben und Rosenwasser, Ahornsirup sowie die Gewürze vorsichtig untermischen. Alles in einen gefriergeeigneten Behälter füllen und für 1 Stunde in das Gefrierfach stellen. Anschließend nochmals umrühren und genießen.

Süßer Kokosreis

Zutaten für 4 Portionen:

1 Tasse Milchreis / 2 Tassen Wasser / 2 EL Rohrohrzucker / 2 EL Kokosraspeln / ½ Tasse Kokoscreme
Etwas Rosenblütenwasser / Beeren nach Wahl

Zubereitung:

Den Reis zusammen mit Wasser, Kokoscreme, Kokosraspeln und Zucker in einen Topf geben und zum Kochen bringen. Bei niedriger Wärmezufuhr für 25-30 Minuten köcheln lassen. Sollte die Masse zu fest werden, einfach etwas Wasser nachgießen. Währenddessen die Beeren waschen und in einem Mixer pürieren. Den Reis vom Herd nehmen, das Rosenwasser untermischen und abkühlen lassen. Zum Schluss den Reis zusammen mit dem Beeren-Püree auf Tellern anrichten und servieren.

Mango-Cashew-Balls

Zutaten für 12 Portionen:

100 g Mango, getrocknet / 100 g Cashewkerne, ungesalzen / 8-10 Datteln, entsteint / 25 g Haferflocken
3 EL Kokosöl, geschmolzen / ½ TL Vanilleextrakt / 1 Prise Himalayasalz / ½ EL Ingwer, gerieben / Kokosflocken

Zubereitung:

Zunächst alle Zutaten, bis auf die Kokosflocken, in einen Mixer geben und pürieren. Anschließend mit den Händen die Masse zu Bällchen formen und diese in den Kokosflocken wälzen. Im Kühlschrank halten sie sich einige Zeit.

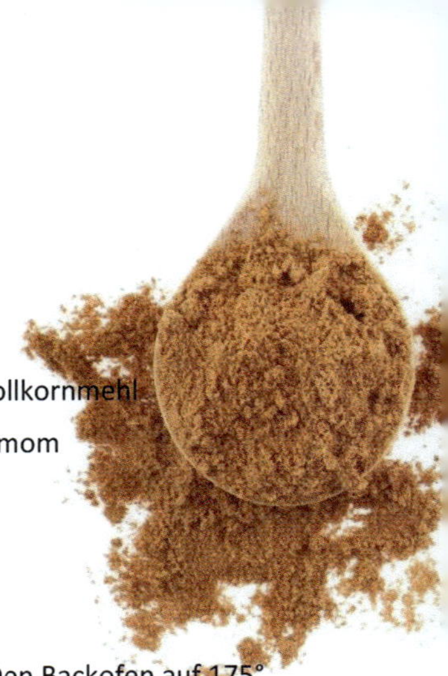

Walnuss-Karottenkuchen

Zutaten für 12 Portionen:

75 g Walnüsse, gehackt / 75 g Mandeln, gehackt / 50 g Haferflocken / 2 Karotten / 150 g Weizenvollkornmehl
125 g Rohrohrzucker / 150 ml warmes Wasser / ½ TL Zimt / 3 EL Mandelmus / 2 Prise Kardamom
2 Prisen Ingwer / 1 Pck. Vanillezucker / 1 Prise Steinsalz / 1 EL Flohsamenschalen

Zubereitung:

Zunächst die Flohsamenschalen in eine Schüssel mit dem Wasser legen und für 10 Minuten quellen lassen. Den Backofen auf 175° C vorheizen und eine Springform (26 cm) einfetten. Währenddessen die Schale der Karotten entfernen und raspeln. Mehl, Haferflocken, Backpulver und die Gewürze in eine Schüssel geben und vermengen. In einer zweiten Schüssel Zucker, Vanillezucker, Salz und Mandelmus vermischen und einen Schuss Mineralwasser unterrühren. Anschließend die Mehl-Mischung esslöffelweise in die zweite Schüssel geben und verkneten. Flohsamenschalen, Nüsse und Karotten untermischen und den Teig in die vorbereitete Springform geben. Den Kuchen für 50 Minuten in den Backofen stellen und fertig backen.

Dattelkekse

Zutaten für 12 Portionen:

250 g Datteln, entsteint / 150 g Tahin / 150 g Haferflocken / 1 Prise Vanille / 1 Prise Zimt
1 Prise Kardamom / 1 Prise Salz / Etwas Sesam

Zubereitung:

Zunächst den Backofen auf 180° C vorheizen und ein Backblech mit Backpapier auslegen. Alle Zutaten nacheinander in eine Schüssel geben und mit einem Rührstab zu einem dicken Teig verkneten. Mit den Händen aus dem Teig 12 Kekse formen, diese auf das vorbereitete Backblech legen, mit einer Gabel etwas plattdrücken, damit sie ein schönes Muster erhalten. Das Backblech für 10 Minuten in den Ofen schieben und die Kekse fertig backen. Die fertigen Kekse zum Schluss mit etwas Sesam garnieren. Im Kühlschrank in einer verschlossenen Dose halten sich die Kekse ca. 2 Wochen.

Apfelkuchen

Zutaten für 8 Portionen:

375 g Dinkelvollkornmehl / 190 g Kokosöl / 1,5 kg Äpfel / 2 EL Zimt / 1 EL Ingwer, gemahlen / 1 EL Muskat, gemahlen
1 EL Piment, gemahlen / 75 ml kaltes Wasser / 7 EL Kokosblütenzucker / 1 EL Speisestärke
1 Prise Salz / ½ Zitrone, Saft und Schale / 1 TL geriebener Ingwer / 1 EL Speisestärke

Zubereitung:

Zunächst das Mehl in eine große Schüssel sieben und mit 2 EL Zucker und Salz vermischen. Das Kokosöl in Flocken hineingeben und alles gut verkneten. Während des Knetens das Wasser nach und nach hinzugeben und nochmals gut verkneten. Den Teig zu einer Kugel formen und in Folie eingeschlagen für 30 Minuten in den Kühlschrank legen. Währenddessen die Äpfel schälen, entkernen und kleinschneiden. Die halbe Zitrone auspressen und die Schale dünn abschneiden. Den Ingwer schä-len und fein reiben. Zitronensaft, Zitronenschalen, geriebenen Ingwer, die Gewürze, 4 EL Kokosblütenzucker und die Speisestärke mit den Äpfeln vermengen. Nun den Backofen auf 180° C vorheizen und eine Springform einfetten. Den Teig aus dem Kühlschrank nehmen, zwischen zwei Stücke Frischhaltefolie legen und mit einer Teigrolle 0,5 cm dick ausrollen. Anschließend in die Springform geben. Der Rand sollte 2 cm hoch sein. Den Rest des Teiges abschneiden und vorerst zur Seite legen. Mit einer Gabel den Boden mehrfach einstechen und die Apfelmasse darauf verteilen. Dem restlichen Teig ausrollen und daraus lange Streifen schneiden. Diese als Verzierung auf dem Kuchen verteilen. Zum Schluss den Kuchen in den Backofen stellen und für 60-80 Minuten backen.

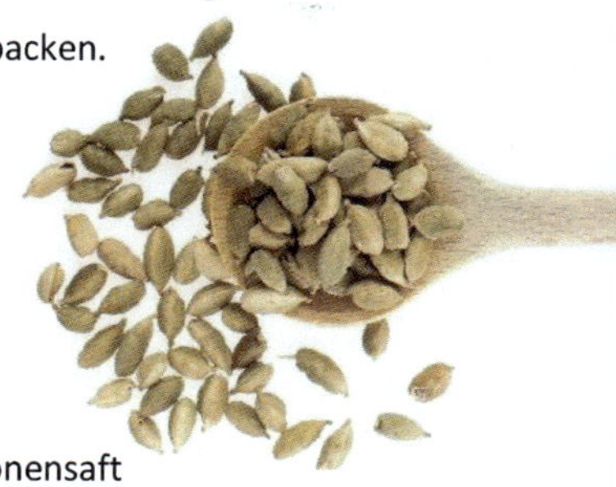

Gewürzte Schokocreme

Zutaten für 4 Portionen:

2 weiche Avocados / 2 EL Ahornsirup / 4 EL Sojaquark / 2 gehäufte EL Kakao / 2 Spritzer Zitronensaft
1 Prise Kardamom / 1 Prise Zimt / 1 Prise Ingwer / 12 Mandeln

Zubereitung:

Die Avocados halbieren, den Stein entfernen und das Fruchtfleisch mit einem Löffel herauslösen. Anschließend sämtliche Zutaten zusammen in einen Mixer geben und pürieren. Die Schokocreme kann mit etwas Kakaopulver und gehackten Mandeln garniert werden.

Getränke

Chai-Latte

Zutaten für 4 Portionen:

500 ml Wasser / 500 ml Milch / 1 Stück Ingwer / 3 Stangen Zimt / 6 Sternanis
2 Gewürznelken / 1 TL Pfefferkörner, schwarz / 10 EL schwarzer Tee

Zubereitung:

Als erstes wird der Ingwer geschält und kleingeschnitten. Das Wasser in einem Topf zum Kochen bringen. Ingwer, Zimt, Nelken, Sternanis und Pfeffer hineingeben und für 10 Minuten erwärmen. Anschließend die Milch einfüllen und die Latte für weitere 5 Minuten erwärmen. Nun den Topf vom Herd nehmen, den Tee hineingeben und für 3-5 Minuten ziehen lassen. Die Chai-Latte vor dem Servieren durch ein Baumwolltuch passieren, damit keine Stückchen zurückbleiben.

Mango-Lassi

Zutaten für 4 Portionen:

330 ml Naturjoghurt / 650 ml Wasser / 1 Vanilleschote / 1 Mango / 1 Msp. Kardamom
1 Msp. Ingwer, gemahlen / Rohrzucker nach Bedarf

Zubereitung:

Die Mango schälen, den Stein herauslösen und das Fruchtfleisch kleinschneiden. Zusammen mit den übrigen Zutaten in einen Mixer geben und pürieren. Fertig ist der Lassi! Schmeckt übrigens auch sehr gut mit Bananen und Orangen.

Muskatmilch

Zutaten für 4 Portionen:

1 l Milch / 2 Prisen Muskat / 2 Prisen Ingwerpulver / Etwas Zimtpulver

Zubereitung:

Die Milch in einen Topf geben, die Gewürze einrühren und erwärmen. In zwei Gläser füllen und gemeinsam genießen.

Goldene Milch

Zutaten für 4 Portionen:

400 ml Mandelmilch / 2 TL Honig / 2 TL Kokosöl / 2 EL Kurkuma-Paste / 2 TL Zimt / 1 cm Ingwer, frisch / 1 Prise Pfeffer

Zubereitung:

Zunächst werden alle Zutaten in einen Topf gegeben, verrührt und bei mittlerer Wärmezufuhr erwärmt. Fertig ist die goldene Milch!

Limetten-Ingwer-Limonade

Zutaten für 4 Portionen:

2-3 Limetten / 1 großes Stück Ingwer / 1 l abgekochtes Wasser / Rohrzucker
1 Glas naturtrüber Apfelsaft nach Bedarf / Basilikumblätter

Zubereitung:

Zunächst den Ingwer schälen und fein reiben. Die Limetten halbieren und auspressen. Den Limettensaft zusammen mit dem Ingwer in eine Kanne geben und mit dem Wasser aufgießen. Nach und nach etwas Rohrzucker hinzugeben und den Apfelsaft einrühren. Die Basilikumblätter in die Kanne geben und die Limonade für 2-3 Stunden in den Kühlschrank stellen.

Pistazien-Dattel-Milch

Zutaten für 4 Portionen:

100 g grüne Pistazienkerne / 3-4 Datteln / 1 l Wasser / 1 Msp. Vanille / 1 Prise Salz

Zubereitung:

Die Pistazien als erstes für mindestens 4 Stunden in Wasser einlegen. Anschließend das Wasser abgießen und die Pistazien abspülen. Danach die Pistazien zusammen mit Wasser, Datteln, Salz und Vanille in den Mixer geben und pürieren. Die Milch anschließend durch ein feines Baumwolltuch sieben und in eine Flasche füllen. Im Kühlschrank hält sich die Milch 3-4 Tage.

Naturlassi

Zutaten für 4 Portionen:

300 ml Wasser / 300 g Naturjoghurt / Saft einer Zitrone

Zubereitung:

Alle Zutaten in einen Mixer geben und aufschäumen lassen. Schon ist der Lassi fertig! Man kann ihn sehr gut variieren. Einige Variationen folgen in den anschließenden Rezepten.

Gewürzter Mangolassi

Zutaten für 4 Portionen:

300 ml Wasser / 300 g Naturjoghurt / Saft einer Zitrone / 2 Mango / 1 Prise Kardamom / 1 Prise Nelkenpulver
Einige Tropfen Rosenwasser / 2 TL Maca Pulver

Zubereitung:

Zunächst die Mangos schälen, den Stein entfernen und das Fruchtfleisch grob zerteilen. Anschließend sämtliche Zutaten in den Mixer geben und miteinander pürieren. Den fertigen Lassi auf vier Gläser aufteilen und genießen.

Erdbeer-Minze-Lassi

Zutaten für 4 Portionen:

300 ml Wasser / 300 g Naturjoghurt / Saft einer Zitrone / 1 kg frische Erdbeeren / 2 Bund Minze / 2 TL Maca Pulver

Zubereitung:

Die Erdbeeren waschen, das Grün entfernen und kleinschneiden. Die Minze putzen und zupfen. Anschließend alle Zutaten in den Mixer geben und pürieren. Den Lassi auf Gläser aufteilen und genießen.

Scharfer Gurkenlassi

Zutaten für 4 Portionen:

300 ml Wasser / 300 g Naturjoghurt / Saft einer Zitrone / 1 Gurke / 1 Prise Meersalz / 1 Prise Pfeffer
1 TL Wasabi / 1 kleines Stück Ingwer / Goji-Beeren

Zubereitung:

Zuerst die Schale der Gurke entfernen und kleinschneiden. Den Ingwer schälen und grob reiben. Sämtliche Zutaten gemeinsam in den Mixer geben und pürieren. Fertig ist der grüne Lassi!

Avocadolassi

Zutaten für 4 Portionen:

300 ml Wasser / 300 g Naturjoghurt / Saft einer Zitrone / 1 reife Avocado / 2 Bund Koriander / 1 Prise Meersalz / 1 Prise Pfeffer / 2 TL Gerstengras

Zubereitung:

Zunächst den Stein aus der Avocado entfernen, das Fruchtfleisch mit einem Löffel herauslösen und grob zerkleinern. Den Koriander putzen und zerkleinern. Anschließend alle Zutaten in einen Mixer geben und pürieren. Den fertigen Lassi in Gläser füllen und zusammen genießen.

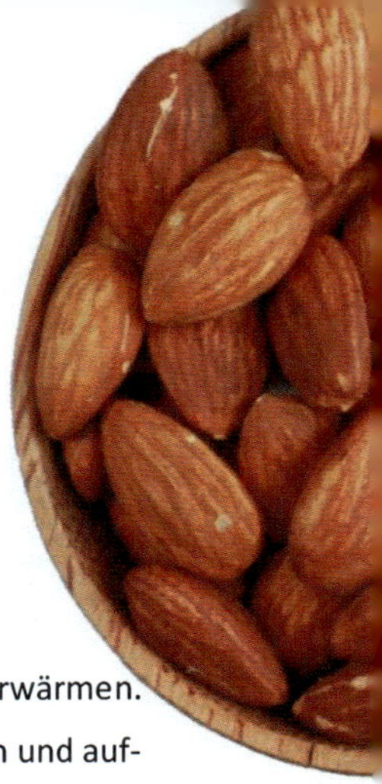

Mandel-Latte

Zutaten für 4 Portionen:

1 l Mandelmilch / 4 Datteln / 200 ml Rote Bete Saft / 1 Prise Zimt / 2 Prisen Vanille /2 TL Ashwagandha

Zubereitung:

Als erstes die Datteln waschen, halbieren und zerkleinern. Die Milch in einen Topf füllen langsam bei mittlerer Hitze erwärmen. Datteln, Zimt, Vanille und Ashwagandha hinzugeben und einrühren. Die Milchmischung mit einem Stabmixer pürieren und aufschlagen. Zum Schluss die Latte in Gläser füllen und den Rote Bete Saft langsam einlaufen lassen.

Ayurvedischer Traubentee

Zutaten für 4 Portionen:

700 ml Wasser / 300 ml weißer Traubensaft / 2 Beutel Maharishi Ayurveda Tee / 1 Msp. Salz

Zubereitung:

Als erstes den Tee mit heißem Wasser aufbrühen und ca. 10 Minuten ziehen lassen. Anschließend abkühlen und mit Traubensaft und Salz vermengen. Besonders gut kann man ihn nach dem Sport, am besten lauwarm genießen.

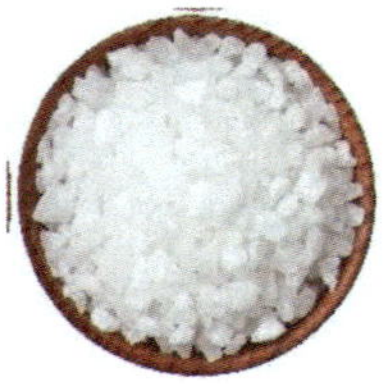

Gewürztee

Zutaten für 4 Portionen:

1 l Wasser / 1 kleine Zimtstange / 1 Beutel Maharishi Ayurveda Pitta Tee / 2 Scheiben Ingwer / ½ Zitrone / Holunderblütensirup nach Belieben

Zubereitung:

Zunächst die Zitrone unter fließendem Wasser abwaschen und in dünne Scheiben schneiden. Diese zusammen mit dem Tee, dem Ingwer und der Zimtstange in eine Kanne geben und mit kochendem Wasser übergießen. Anschließend für 30 Minuten ziehen lassen. Den Teebeutel herausnehmen und den Kanneninhalt mit dem Holunderblütensirup süßen. Den Tee kann man warm oder kalt genießen.

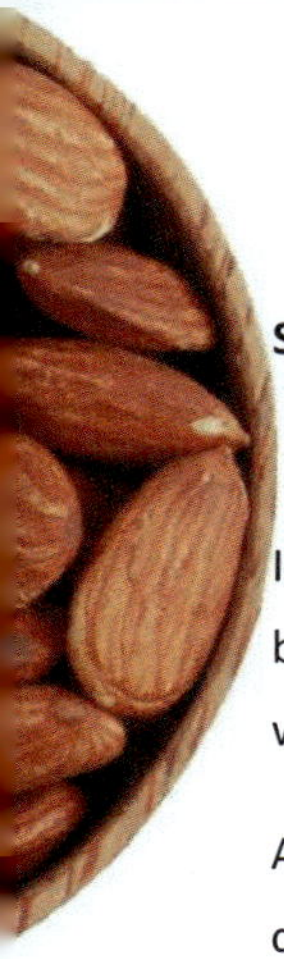

Schlusswort

In diesem Buch wurden die Grundlagen des ayurvedischen Wissens zusammengetragen. Die aufgeführten Rezepte helfen dabei besser in das Thema Ayurveda hineinzufinden. Bei vielen aufgeführten Mahlzeiten werden Gewürze der ayurvedischen Küche verwendet, so gelingt der Start in die ayurvedische Küche spielend leicht.

Auch Lebensmittel, die besonders dazu geeignet sind, sein Dosha wieder ins Gleichgewicht zu bringen, sind in den Rezepten vorhanden. Für jeden Dosha-Typ sind passende Gerichte aufgeführt, die alles wieder in Fluss bringen.

Sie haben gelernt was Ayurveda bedeutet, was Doshas sind, was sie unterscheidet, was dazu nötig ist, sie wieder in ein Gleichgewicht zu bringen und was es bedeutet, wenn sie aus dem Gleichgewicht geraten sind. Auch einen Test, der verrät, welcher Dosha Typ man selbst ist, wurde in diesem Buch mit aufgeführt. Dieser Test ist sehr wichtig, damit man weiß, welche Nahrungsmittel man zu sich nehmen muss, um sein Gleichgewicht wiederherzustellen.

Die gängigsten Gewürze in der ayurvedischen Küche wurden mit ihren Geschmäckern und Wirkweisen beschrieben, genauso wie die Entgiftungskur, die vornämlich im Frühjahr erfolgen sollte, um einen vom winterlichen Ballast zu befreien. Auch, wie man mit Hilfe von Ayurveda abnehmen kann, wurde ausführlich dargestellt und kann bei richtiger Umsetzung sehr gute Erfolge bringen.

Zu guter Letzt habe ich versucht zu verdeutlichen, dass ein achtsames Leben sehr wichtig ist. Was bedeutet eigentlich Achtsamkeit und wie kann man sie erlernen? Welche Übungen können einen dabei unterstützen, sein Leben achtsamer und somit stressfreier zu gestalten? Diese Fragen konnte ich hoffentlich verständlich und leicht verdeutlichen. Es ist wirklich sehr wichtig zusätzlich zur ayurvedischen Küche das Thema Achtsamkeit ernst zu nehmen. Die Kombination ist unverzichtbar für ein ausgeglichenes und zufriedenes Leben.

Lassen Sie mit Hilfe von Ayurveda Ihre Lebensenergien fließen und starten Sie in ein glückliches, ausgeglichenes und zufriedenes Leben. Sein Leben nach Ayurveda zu ändern ist gar nicht so schwer, wie es anfänglich scheint. Schritt für Schritt können Sie Ihr Leben und Ihre Gewohnheiten ändern. Es wird sich lohnen, daher fangen Sie noch heute an!

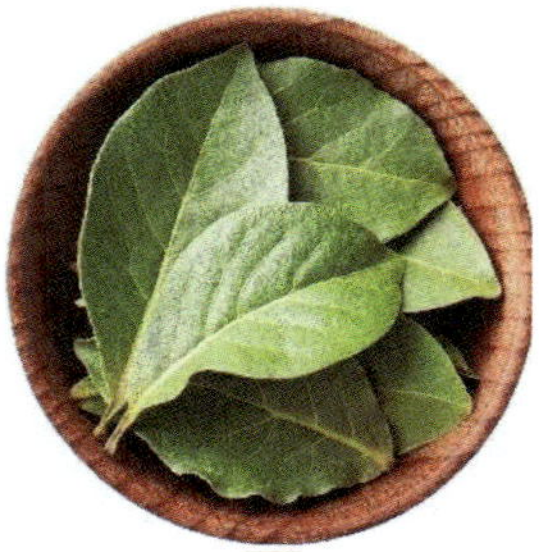

Rechtliches und Impressum

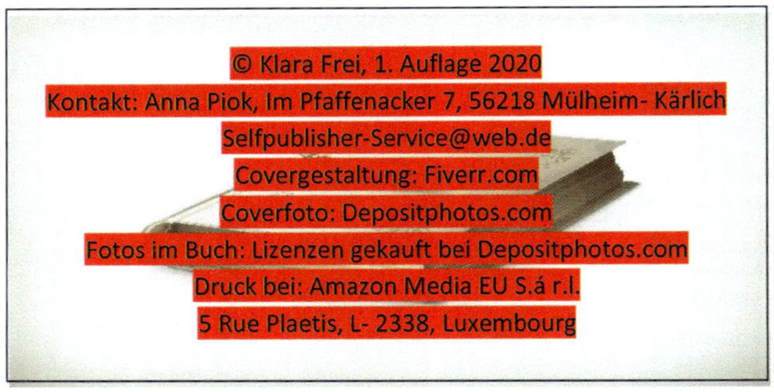

Printed in Germany
by Amazon Distribution
GmbH, Leipzig

18818053R00043